Людмила Басова
Наталья Мартынова

Кластерный подход к модернизации лечебно-диагностической помощи

Людмила Басова
Наталья Мартынова

Кластерный подход к модернизации лечебно-диагностической помощи

LAP LAMBERT Academic Publishing

Impressum / Выходные данные
Bibliografische Information der Deutschen Nationalbibliothek: Die Deutsche Nationalbibliothek verzeichnet diese Publikation in der Deutschen Nationalbibliografie; detaillierte bibliografische Daten sind im Internet über http://dnb.d-nb.de abrufbar.

Библиографическая информация, изданная Немецкой Национальной Библиотекой. Немецкая Национальная Библиотека включает данную публикацию в Немецкий Книжный Каталог; с подробными библиографическими данными можно ознакомиться в Интернете по адресу http://dnb.d-nb.de.

Coverbild / Изображение на обложке предоставлено: www.ingimage.com

Verlag / Издатель:
LAP LAMBERT Academic Publishing
ist ein Imprint der / является торговой маркой
OmniScriptum GmbH & Co. KG
Heinrich-Böcking-Str. 6-8, 66121 Saarbrücken, Deutschland / Германия
Email / электронная почта: info@lap-publishing.com

Herstellung: siehe letzte Seite /
Напечатано: см. последнюю страницу
ISBN: 978-3-659-57028-5

ОГЛАВЛЕНИЕ

ВВЕДЕНИЕ

В настоящее время информационный обмен становится основой большинства видов трудовой деятельности, не исключением является и система здравоохранения. Решающую роль в снижении стоимости медицинского обслуживания при сохранении его качества и повышения эффективности играют информационные технологии.

Прогрессивные технологии в медицине, основывающиеся на использовании современной компьютерной техники, способны не только количественно, но и качественно улучшить процесс предоставления медицинских услуг. Это значит, что автоматизация медицины при умелом ее внедрении способна радикально улучшить конечный продукт деятельности всей системы – оказывать своевременную качественную медицинскую помощь и уменьшать общее число заболеваний в стране (Егорова И.А., 2012).

Перспективные программы социально-экономического развития Российской Федерации ставят перед здравоохранением новые задачи, направленные на создание и развитие эффективной системы здравоохранения. Реформирование отрасли связано с масштабными инвестициями в развитие инфраструктуры, укрепление материально-технической базы лечебно-профилактических учреждений, информатизацию и др. (Дудин М.Н., 2012).

Одним из путей интенсивного развития здравоохранения, соответствующего основным направлениям государственной политики, является инновационная деятельность при включении научного, технического, кадрового потенциала. Внедрение результатов инновационной деятельности, инновационных продуктов в здравоохранение требует от руководителей медицинских учреждений постановки новых задач с последующим их решением с учетом умения медицинского персонала работать в междисциплинарных научно-технических коллективах (Силикова В.В., 2010).

Сегодня инновационная деятельность рассматривается как механизм реализации государственной политики в повышении эффективности системы здравоохранения на основе достижений медицины и технических наук. Разработка, создание и внедрение продуктов, соответствующих критериям инновационности, способствуют конкурентоспособности ЛПУ на рынке медицинских услуг (Сыстерова А.А., 2012).

В настоящее время инновационная деятельность в здравоохранении вообще и в ЛПУ в частности характеризуется размытостью приоритетов, низким уровнем инновационного потенциала даже в ведущих учреждениям региона, за исключением профильных научно-исследовательских учреждений, слабостью внедрения результатов научных исследований (Коробейников О.Н. и соавт., 2000).

К наиболее значимым причинам неэффективной организации инновационной деятельности и ее внедренческой составляющей следует отнести низкую инновационную культуру, консерватизм врачебного сообщества в целом, в том числе и руководителей ЛПУ, нежелание перемен.

Кроме того, стандартизованная работа ЛПУ, а также отсутствие адекватного финансирования инновационной деятельности порой делает невозможным использование новых медицинских технологий.

Инновационная деятельность в здравоохранении подразумевает реализацию инновационного цикла от этапа проработки научной идеи до внедрения в практическое здравоохранение. В условиях реалий сегодняшнего дня этот процесс затягивается на долгие годы, что искажает само видение инновационной деятельности (Сыстерова А.А., Тоцкая Е.Г., 2012).

Серьезной проблемой является также отсутствие четкого, единого нормативного документа, который регламентировал бы продвижение и внедрение инновационных разработок в практическое здравоохранение. Дефицит профессионально-подготовленных кадров в сфере маркетинговых и консалтинговых услуг в здравоохранении существенно влияет на развитие инновационной деятельности в целом (Корольков В.Е., 2008).

В условиях здравоохранения РФ в настоящее время характерно повышенное внимание к дальнейшему развитию информационных технологий, в том числе на основе современной вычислительной техники (Гасников В.К., 2008).

В России только 7,7% ЛПУ обеспечивают реализацию процессов ведения электронной истории болезни и электронных медицинских карт, менее 3% оснащены средствами телемедицины. Однако даже и там, где имеется относительная обеспеченность организаций системы здравоохранения компьютерной техникой, используемые программные продукты не позволяют в полной мере обеспечить поддержку решений и актуальных задач как в области управления отраслью, так и в области непосредственного оказания населению медицинской помощи.

Необходимо отметить, что в настоящее время у исследовательских организаций и коллективов отсутствует навыки, опыт и финансовые средства для подготовки научно-технической документации для клинической апробации, получения разрешительных документов на ту или иную инновационную разработку.

Известно, что большая часть вычислительной техники применяется в целях обеспечения административно-хозяйственной деятельности медицинских учреждений. Для автоматизации собственно лечебно-диагностического процесса используется менее 20% компьютерного парка (Артюхов И.П. и соавт., 2010).

Переход от стихийной и неуправляемой информатизации отрасли к современным информационным системам требует разработки инновационной политики, информатизации с целью изучения закономерностей лечебно-диагностического процесса и течения хронических заболеваний у пациентов (Квасов С.Е., 2012).

Одним из возможных подходов к модернизации информационной инфраструктуры здравоохранения является «встраивание» информационных технологий в привычный для медицинских работников документооборот, обеспечивающий полноту, доступность и достоверность медицинской информации.

Таким образом, проблема информатизации здравоохранения проходит процесс интенсификации и приводит к необходимости создания крупных корпоративных систем, объединяемых в единое информационное пространство отрасли.

ГЛАВА 1

СОЗДАНИЕ БАЗЫ ДАННЫХ ПЕРСОНАЛА, УЧЕТА МЕДИЦИНСКОГО ОБОРУДОВАНИЯ И РАСХОДНЫХ МАТЕРИАЛОВ, ИСПОЛЬЗУЕМЫХ В ОПЕРАЦИОННОМ БЛОКЕ (НА ПРИМЕРЕ БСМП №1 Г.АРХАНГЕЛЬСКА)

Операционный блок как отдельное функциональное подразделение больницы был организован в 1965 г. Ранее он был объединен с анестезиологическим отделением. Основанием для создания операционного блока послужило увеличение количества операций, расширение штата операционных медсестер и необходимость более четкой работы операционных, особенно при обеспечении срочных операций.

С 2008 г. в операционном блоке имеется 14 операционных залов на 25 операционных столов. Операционные оснащены современным оборудованием, в том числе импортным, обеспечены всеми необходимыми современными расходными материалами.

За период с 2009г. по 2012г. количество пролеченных больных оставалось практически неизменным, что соответствует стабильной работе операционного отделения, при этом в среднем 68% больных - пролечены по срочным показаниям, это связано с особенностью рассматриваемого ЛПУ (БСМП является больницей скорой медицинской помощи).

В период с 2009 по 2012 гг. количество выполненных операций увеличилось с 12045 до 12832, при этом в среднем 47% из них проводились срочно. Основные показатели работы операционного блока за период с 2009 по 2012 гг. представлены в таблице 1.1.

Таблица 1.1.- Показатели работы операционного блока БСМП №1 за период с 2009 по 2012 гг.(в абс.ч.)

Показатель	2009 г.	2010 г.	2011 г.	2012 г.	M ± m
Количество пролеченных больных	15762,0	16019,0	15651,0	16594,0	16006,5 ± 210,5
Количество пролеченных срочных больных	10827,0	11094,0	10642,0	11367,0	10982,5±158,2
Количество операций	12045,0	12695,0	11904,0	12832,0	12369,0±231,3
Количество срочных операций	5617,0	6084,0	5541,0	6354,0	5899,0±193,4
Оборот койки	33,0	33,3	33,3	33,4	33,3±0,1
Среднее время пребывания больного на койке, дни	11,0	10,9	11,0	11,3	11,1±0,1
Длительность работы койки, дни	362,0	362,0	362,0	363,0	362,3±0,3
Летальность, %	1,9	1,9	1,9	2,1	2,0±0,1

Следует отметить успешное внедрение эндоскопических операций в операционном отделении. Эндоскопические приемы используются в кардиохирургии, травматологии, сосудистой хирургии и других областях. И за рассматриваемый нами период в среднем 20% операций были выполнены с использованием методов малоинвазивной хирургии.

Летальность за исследуемый период в данном отделении составила в среднем (2,0± 0,1) %, что несколько ниже, чем в среднем по больнице.

В связи с увеличением количества и сложностей операций (в том числе срочных) администрация больницы решает вопрос об увеличении штата операционного блока. Много внимания уделяется повышению квалификации операционных медсестер, а также улучшению программного обеспечения и автоматизации программ учета и контроля, состоящего на учете отделения оборудования, а также расходных материалов.

Для эффективного управления и учета различных ресурсов широко внедряются системы автоматизированного управления, ядром которых являются БД. При большом объеме информации и сложности производимых с ней операций проблема эффективности средств организации хранения, доступа и обработки данных приобретет особое значение. Создание БД МО поможет оптимизировать процесс его учета, также на основе данной программы построено дополнение регистрации персонала отделения и учета расходных материалов, используемых в операционном блоке БСМП №1, что упростит труд медсестер и систематизирует расход и закупку данных материалов.

1.1.Разработка базы данных учета для операционного блока

Разработка новой БД для операционного блока БСМП №1 является достаточно актуальной задачей, на данный момент в операционном блоке накопился достаточный архив, содержащий информацию различного вида: сведения о работающем медицинском персонале, ведомости учета расходных материалов и данные по медицинскому оборудованию.

Разработанная нами БД позволяет учитывать все необходимые сведения, разделяя их по различным категориям: медицинский персонал, оборудование, расходные материалы и инструментарий. Также БД осуществляет подсчет степени износа МО и остатка расходных материалов на конечный период времени с составлением прогноза.

БД обладает интуитивно-понятным интерфейсом и позволяет избежать ошибок при вводе данных, сокращает время, затрачиваемое врачом на заполнение информационных таблиц, а также обеспечивает максимальное удобство при заполнении форм.

Создание БД начинается с создания таблиц. Таблицы – это основные объекты любой БД, в них хранятся все имеющиеся данные, а также структура базы.

На рисунке 1.1. представлена основная схема связей, разрабатываемой БД. Электронные таблицы «Оборудование», «Инструментарий», «Расходные материалы», «Медицинский персонал» содержат подробную информацию по заданным категориям.

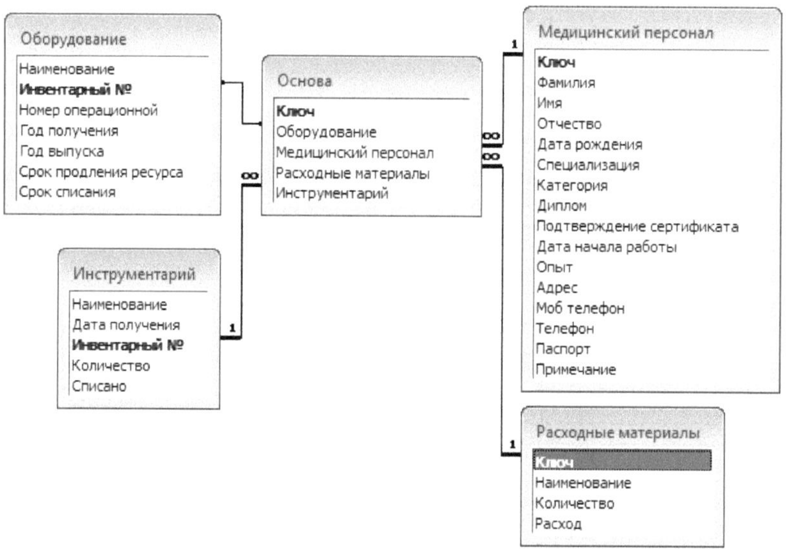

Рисунок 1.1.- Общая схема структуры представления данных в разработанной БД

Выявленные в процессе анализа предметной области объекты реляционной БД, предназначенные для хранения учетной информации, будут содержаться в виде таблиц в файле medbaza.db.

Для осуществления работы с разработанной базой данных нами при помощи пакета прикладных программ Delphi была создана графическая оболочка.

Стартовое окно осуществляет защищенный вход в программу, запрашивая специальное имя – логин и пароль.

После введения логина и пароля необходимо нажать на кнопку «Вход», если данные введены неверные, то высвечивается специальное сообщение с просьбой удостовериться в верности введенной информации и при необходимости повторить ввод, если логин и пароль являются истинными, то осуществляется переход к главному окну программы. Кнопка отмена закрывает приложение (Рисунок 1.2.).

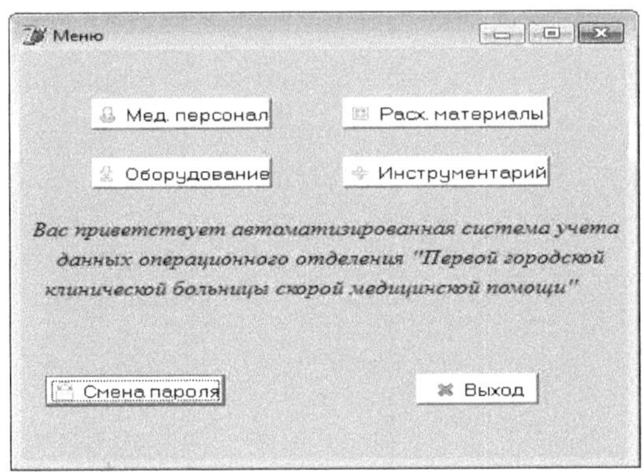

Рисунок 1.2.- Главное окно программы

Из главного меню программы можно попасть в окно смены пароля, нажав на соответствующую кнопку «Смена пароля».

С нажатием кнопок «Мед. персонал», «Оборудование», «Расходные материалы», «Инструментарий» осуществляется переход из главного меню программы в окна ввода данных соответствующих категорий.

Основное управление табличными данными происходит при помощи навигационной панели. Навигационная панель работы с таблицей осуществляет основные функции взаимодействия пользователя и содержащейся в БД информации.

Поиск данных осуществляется после введение данных в одно из полей: по наименованию или по инвентарному номеру и нажатия соответствующей кнопки «Поиск». Кнопка «Окно таблицы» возвращает нас обратно к рассматриваемой до этого таблице.

Кнопка «Печать» осуществляет переход программы в режим вывода информации табличных данных на принтер.

Таким образом, разработанная БД учета данных операционного блока позволит обеспечить:

- ведение единого архива информации данных операционного блока, что многократно ускорит ввод, обработку и поиск запрашиваемых сведений;
- выполнение поиска информации об определенном медицинском работнике;
- получение информации о наличии расходных материалов;
- подсчет прогноза по остаточным материалам;
- сбор данных по техническому оснащению операционного блока;
- анализ технического состояния МО.

Удобный интерфейс позволяет легко ориентироваться в разработанной БД, не требуя от пользователя каких-либо специальных навыков работы с ПК. Использование разработанной БД позволит сократить время на написание отчетных материалов и минимизирует ошибки в расчетах.

1.2.Разработка компьютерной программы «электронный операционный журнал» для хирургического отделения «ФГУ Северный Медицинский клинический центр им. Н.А.Семашко Федерального Медико-биологического агентства»

В настоящее время в операционном отделении в среднем за год проводится 1700 операций, из них примерно 40% являются эндоскопическими. Завершен ремонт операционной, установлено новое оборудование, включая, новый хирургический комплекс «OR1» все это существенно повысит качество выполняемых операций, а также условия работы хирургов, и, следовательно, может привести к увеличению числа выполняемых операций.

Нами разработана компьютерная программа «электронный операционный журнал». В основе данной программы лежит БД протоколов хирургических операций. В разработанную программу входят 3 основных таблицы: - таблицы «Операции» (табл. 5.5.);- таблица «Хирурги» (табл. 5. 6);
- таблица «Анестезиологи» (табл.5. 7);

Таблица 5.5 .

Поля таблицы «Операции»

Имя поля	Тип данных
Номер операции	Счетчик
Номер истории болезни	Числовой
Дата операции	Дата/время
Время операции (мин)	Числовой
Фамилия пациента	Текстовый
Имя пациента	Текстовый
Отчество пациента	Текстовый
Дата рождения	Дата/время
Диагноз	Текстовый, тип поля – memo
Название операции	Текстовый, тип поля – memo
Хирург	Поле со списком (на основе таблицы «Хирурги»)
Ассистенты	Текстовый
Операционная Сестра	Текстовый
Вид обезболивания	Текстовый
Анестезиолог	Поле со списком (на основе таблицы «Анестезиологи»)
Протокол	Текстовый, тип поля – memo
Пред операционный эпикриз	Текстовый, тип поля – memo
Осложнения	Текстовый, тип поля – memo

Таблица 5.6.

Поля таблицы «Хирурги»

Имя поля	Тип данных
Номер хирурга	числовой
ФИО хирурга	текстовый

Таблица 5.7.

Поля таблицы «Анестезиологи»

Имя поля	Тип данных
Номер анестезиолога	числовой
ФИО хирурга	текстовый

Таблицы «Хирурги» и «Анестезиологи» являются справочными и служат источниками данных для соответствующих полей подстановки при заполнении формы новой операции.

В структуру БД также входит еще 2 вспомогательные таблицы. Одна из них служит для хранения данных о месте расположения БД, т.е. ссылка с указанием полного пути, а вторая таблица служит для идентификации пользователей.

Таблицы «Хирурги» и «Анестезиологи» имеют связь с основной таблицей «Операции» по типу 1 ко многим.

В разработанную программу входит 5 форм, основными формами являются:

- форма «Окно приветствия» (Рис.5.2.);

- форма «Архив операций» (Рис.5.3.);

- форма просмотра данных об операции (Рис.5.4.).

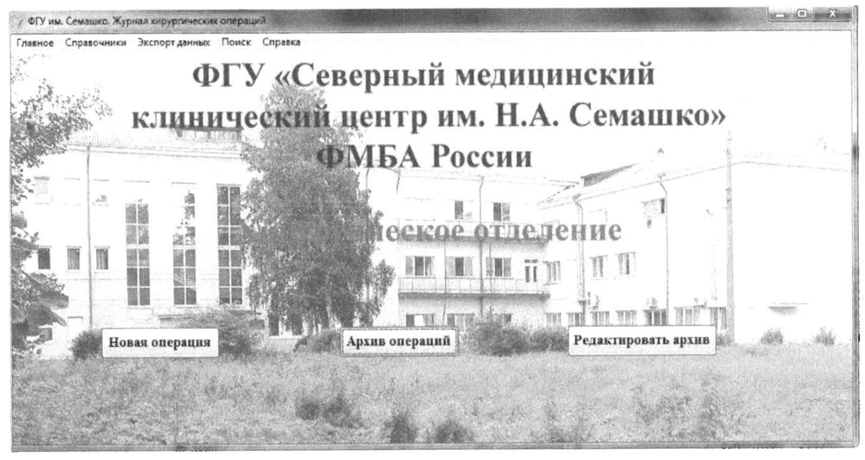

Рис.5.2. Форма «Окно приветствия»

Форма «Архив операций» включает элемент «Grid» для отображения информации из таблицы «Операции» и результатов поиска, а также кнопки для навигации по записям таблицы, кнопку «Открыть запись» для просмотра информации об операции и печати отчета. Поиск на данной форме осуществляется путем фильтрации данных из таблицы операции. Поиск осуществляется по следующим параметрам:

- ФИО пациента;
- фамилия хирурга;
- название операции;
- диапазон дат.

Критерии поиска задаются путем заполнения соответствующих полей на форме.

Следует отметить, что фильтр данных может применяться сразу по нескольким параметрам, что делает возможным получения необходимой информации, к примеру все «лапароскопические» операции, выполненные определенным хирургом за определенный промежуток времени.

Особенностью программы является возможность создавать новый протокол операции, путем внесения изменений в уже существующую запись, что существенно упрощает ведение электронного журнала.

Предусмотрена возможность формирования печатного отчета протокола операции. Отчет формируется непосредственно в программе и автоматически экспортируется в Microsoft Word.

При заполнении бланка новой операции значения заносятся с клавиатуры в соответствующие поля формы, поля «Хирург» и «Анестезиолог» заполняются путем выбора фамилии из раскрывающегося списка. Номер операции присваивается автоматически, причем с началом каждого нового года счет начинается заново, что также осуществляется автоматически.

В программе предусмотрена возможность ввода симультивных операций, т.е. когда пациенту одновременно выполняется несколько операций, в этом случае в журнал операции заносятся отдельно, но при печати отчета в нем автоматически делается пометка о выполнении симультивных операций с указанием их номера.

Предусмотрена возможность экспорта данных в программу Microsoft Excel, что существенно облегчает формирование медицинской статистики по результатам работы отделения за определенный период.

Пункт меню «Поиск» аналогичен поиску на форме «Операции», однако в данном случае применяется иной механизм поиска, а именно SQL-запрос. Запрос составлен на языке SQL. Преимуществом данного механизма поиска и отбора данных является снижение нагрузки на сеть и быстрота обработки данных по сравнению с методами обычной фильтрации данных.

Программа рассчитана на использование на нескольких ПК в хирургическом отделении, расположенных в ординаторских. В связи с этим реализован следующий режим хранения данных. БД и входящие в нее таблицы хранится на отдельной ЭВМ – сервере, доступ к данным осуществляется с ПК пользователей удаленно. При этом в программе, расположенной на ПК пользователя хранится только таблица с указанием полного сетевого пути к БД. Диалоговое окно задания сетевого пути к БД приведено на рис.5.7.

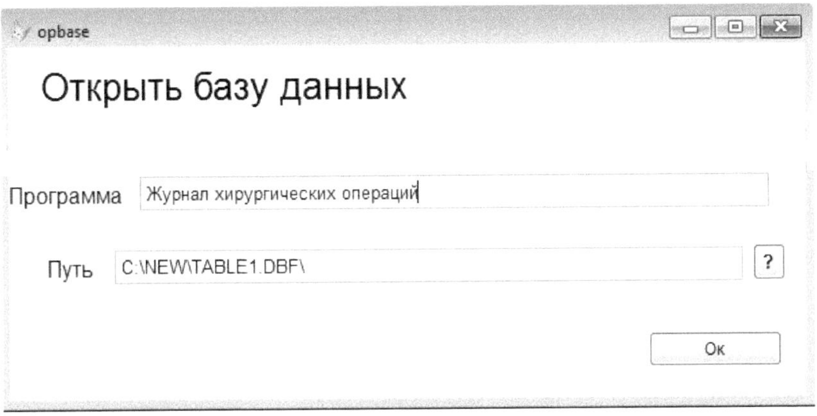

Рис. 5.7. Диалоговое окно задания сетевого пути к БД

Данная программа будет способствовать упорядочиванию данных о пациентах и проведенных операциях, внедрению электронного документооборота, как следствие, снижению нагрузки на врача-хирурга, связанной с ведением документации.

Преимущества внедрения данной программы:

- упорядочивание данных о пациентах и проведенных операциях;
- создание предпосылок для полного внедрение электронного документооборота, как следствие, снижению нагрузки на персонал, связанной с ведением документации;
- возможность экспорта данных в программу Microsoft Excel, что дает возможность применения аппарата математической статистики для обработки данных об операциях.

Данное ПО также способно давать эффект, обусловленный повышением оперативности обработки и упорядочивания информации, быстрый доступ к интересующей информации, и ее обработка, что способствует повышению общей производительности труда и снижает вероятность ошибок.

1.3. Экономическое обоснование необходимости создания электронного журнала операций

В связи с информатизацией здравоохранения и введением электронного документооборота увеличивается спрос на различные программные продукты в данной сфере. Конечно же, первое место по степени значимости занимает электронная история болезни, хотя в настоящее время существует множество аналогичных программ. Однако другим функциональным обязанностям врача, которые могут выполняться с применением информационных технологий, уделяется гораздо меньше внимания и в частности разработке и ведению операционных журналов в хирургических отделениях. В большинстве случаев такие программы являются дополнительными программными модулями общей информационной системы, устанавливаемых в больнице.

Поскольку в СМКЦ им. Н. А. Семашко подобное программное обеспечение отсутствует, разработка электронного журнал учета хирургических операций является актуальной.

Для определения трудоемкости разработки БД, прежде всего, составляется перечень всех основных этапов работ, которые должны быть выполнены. Форма разделения работ по этапам с указанием трудоемкости их выполнения приведена в таблице 1.2.

Таблица 5.8.-Распределение работ по этапам и видам и оценка их трудоемкости

Этап проведения	Вид работы на данном этапе	Трудоемкость выполнения, чел/ч.
Получение информации о предметной области	Сбор данных о предметной области	5
	Обработка данных	5
	Создание структуры БД	10
Разработка программы	Разработка алгоритма программы	10
	Написание программы	100
	Отладка программы	100
Описания программы	Подготовка руководств по работе с программой	10
	Разработка справочной системы	10
Итого трудоемкость работы		250

Определение затрат на разработку электронного журнала хирургических операций производится путем составления соответствующей сметы, включающей следующие статьи:

- затраты на оплату труда;

- отчисления на социальные нужды;

- амортизация основных средств;

- прочие затраты, включающие затраты на расходные материалы, связь, накладные расходы, а также расходы на инсталляцию и сопровождение ПО.

Общая сумма затрат на оплату труда определяется по формуле:

$$З_{TP} = \sum_{i=1}^{n} ЧС_i T_i \,, \qquad (1)$$

где $ЧС_i$ - часовая ставка i-го работника, руб.,

T_i – время на разработку ПО, ч.;

i - категория работника;

n - количество работников, занятых разработкой ПО.

Общее время работы сотрудника Т определяется из таблицы 2 и равно 250 часов.

Среднечасовая заработная плата разработчика рассчитывается по формуле :

$$ЧС = \frac{ЗП}{Ф_{рв}}$$

где $ЗП$ – среднемесячная заработная плата разработчика ПО (в данном случае берется размер стипендии), руб.;

$Ф_{рв}$ – среднемесячный фонд рабочего времени.

Среднегодовой фонд рабочего времени в 2010 г. при 7-часовом рабочем дне и 5-дневной рабочей неделе составит 1738 часов, следовательно, среднемесячный фонд рабочего времени составит 145 часов.

Стоимость одного часа работы программиста равна:

$$ЧС = \frac{2400}{145} = 16{,}5$$ руб.

Общая сумма затрат на оплату труда равна с учётом районного коэффициента и северных климатических надбавок, рассчитанная по формуле (1) будет равна:

$$З_{ТР} = 16{,}5 \times 250 \times 1{,}7 = 7012{,}5$$ руб.

В связи с тем, что в 2010 г. вместо единого социального налога проведён переход на оплату страховых взносов во внебюджетные фонды, в статью «Отчисления во внебюджетные фонды» включаются расходы в размере 27,19 % от заработной платы.

$$З_{СН} = 7012{,}5 \times 0{,}2719 = 1906{,}7$$ руб.

Расчет амортизационных отчислений. Для разработки проекта использовался компьютер стоимостью 26 тыс. руб., характеристики которого приведены в таблице 1.3.

Таблица 1.3.- Технические характеристики ПК

Наименование	Цена приобретения, руб.
Ноутбук ACER ASPIRE 5738G 15.6" WXGA (1366x768) Intel Core 2 Duo T6600(2.2, 800 MHz FSB)/3072/250 G/ DVD-DUAL/ATI Mobility Radeon HD 4570 512 M /Cam 0.3Mp/ GbLAN/CardReader 4-1/IEEE1394/Wi-Fi/BT/VHP предустановленный Windows 7	26000

Общая сумма амортизационных отчислений на разработку проекта ($А_{общ}$) определяется линейным способом расчёта в соответствии с документом «О классификации основных средств, включаемых в амортизационные группы», утвержденным постановлением Правительства РФ №1 от 01.01.2002.

$А_{общ}$ = 26000 · 20 %= 5200 руб. в год, или пропорционально времени, затраченному на разработку программы:

$А_t$ = 5200 руб. / 1787,8 час. · 250 час. = 739,14 руб.

В статью «Прочие затраты» включаются материальные расходы, расходы на связь и интернет, а также накладные расходы, равные 20 % от затрат на оплату труда и расходы на инсталляцию и сопровождение разработанного ПО.

Прочие затраты вычисляются по формуле :

$$З_{ПР} = З_М + З_{СВ} + 0,2 \times (З_{ТР} + З_{СН}) + З_{СОПР};$$

где $З_м$ – затраты на расходные материалы;

$З_{св}$ – затраты на связь;

$З_{тр}$ – затраты на оплату труда;

$З_{сопр}$ – затраты на инсталляцию и сопровождение.

$$З_{ПР} = 160 + 900 + 0,2 \times (7012,5 + 1906,7) + 165 = 3008,84 \text{ руб};$$

На основании полученных данных, по отдельным статьям составляется смета затрат на разработку электронного журнала по форме, приведенной в таблице 1.4.

Таблица 1.4.-Смета затрат на разработку ПО «Электронный операционный журнал»

Статьи затрат	Сумма, руб.
Затраты на оплату труда	7012,5
Отчисления во внебюджетные фонды	1906,7
Амортизация основных фондов	739,14
Прочие затраты	3008,84
Итого по смете	12667,18

Социальный эффект от введения данного ПО заключается во внедрении современных информационных компьютерных технологий во врачебную практику. При этом для врача создаются условия, которые сокращают затраты рабочего времени и позволяют использовать арсенал знаний по прямому назначению.

Данное ПО способствует упорядочиванию и учету хирургических операций по видам и за определенный период, облегчает поиск информации о ранее проводимых операциях.

Произведем расчет стоимости разработанного ПО, приходящейся на одну операцию по формуле.

$$S = \frac{P}{N_{cp}},$$

где P – общие затраты по смете;

Nср – среднее количество хирургических операций за период с 2005 по 2009 гг.

Используя данные таблицы 1 произведем расчет $N_{ср}$ по формуле:

$$N_{ср} = \frac{N_1 + N_2 + N_3 + N_4 + N_5}{5},$$

где N_1, N_2, N_3, N_4, $N_{,5}$ – количество операций за период с 2005 по 2009 гг.

$$S = \frac{12667{,}18}{1895{,}6} = 6{,}68$$ руб.

Данный расчет показывает, что введение электронного журнала не приводит к удорожает стоимость выполняемых операций.

Внедрение электронного операционного журнала в практику хирургического отделения создает предпосылки введению электронного документооборота, что является актуальным в настоящее время.

Всего на разработку данной программы было потрачено 250 часов рабочего времени. Общая сумма расходов на разработку составила 12,667 тыс. руб. Социальный эффект от внедрения данного ПО, заключается в повышении рентабельности труда врачей-хирургов.

1.4. Разработка электронного операционного журнала кардиохирургического отделения

В таблице 1.5.приведены данные о показателях работы кардиохирургического отделения за период с 2008 г. по 2012 г. Длительность работы койки и ее оборот за рассматриваемый период уменьшились и составили в среднем 369,1±30,4 и 25,4±2,8 соответственно. Среднее пребывание больного на койке уменьшилось и составило 14,8 в 2012 г.

Больничная летальность, определяющая долю умерших среди всех выбывших, рассчитывается как число умерших, деленное на сумму числа выписанных и умерших (в %). Этот показатель зависит от ряда факторов, в первую очередь от характера контингента – тяжести состояния больных, возрастного состава, своевременности и адекватности проводимого лечения.

Также используется показатель хирургической активности, определяющий соотношение числа пролеченных и оперированных в отделении больных, указывающий на частоту госпитализации в хирургический стационар больных, не нуждающихся в хирургическом вмешательстве, или тех, которым оно противопоказано. За рассматриваемый период показатель хирургической активности увеличился и составил 99,2 % в 2012 г.

Таблица 1.5.-Показатели работы отделения кардиохирургии за период с 2008 г. по 2012 г.

Показатель	2008	2009	2010	2011	2012	M ± m
Количество пролеченных больных	965	951	682	646	614	771,6±86,0
Длительность работы койки	444,5	410	374	314	303	369,1±30,4
Среднее пребывание больного на койке	17,8	13,4	20,5	20,0	14,8	17,3±1,6
Оборот койки	32,2	30,7	22,1	21,5	20,5	25,4±2,8
Количество коек	30	30	30	30	30	30
Количество прооперированных больных	886	900	661	629	609	737,0±71,8
Количество выполненных операций	1006	952	922	941	901	944,4±19,8
Хирургическая активность	90,6 %	94,6 %	96,9 %	97,4 %	99,2 %	(95,74±0,02) %
Послеоперационная летальность	21	34	22	31	15	24,6±3,9

Для исследования динамики количества выполненных операций, пролеченных больных был использован анализ временных рядов и найдены следующие показатели:

– абсолютный прирост (Δ_i) определяется как разность между 2 уровнями динамического ряда и показывает, насколько данный уровень ряда превышает уровень, принятый за базу сравнения:

$$\Delta_i = y_i - y_0,$$

где y_i – данный уровень динамического ряда;

y_0 – уровень динамического ряда, принятый за базу сравнения;

– коэффициент роста (K_i) определяется как отношение значений 2 сравниваемых уровней и показывает, во сколько раз данный уровень ряда превышает базисный уровень:

$$K_i = \frac{y_i}{y_0};$$

– темп роста (T_p) – это коэффициент роста, выраженный в процентах:

$$T_p = K_i \cdot 100\%;$$

– темп прироста ($T_п$) показывает, на сколько процентов уровень данного периода больше или меньше базисного:

$$T_n = T_p - 100.$$

Динамика количества пролеченных больных за период с 2007 г. по 2012 г. представлена на рисунке 1.5.

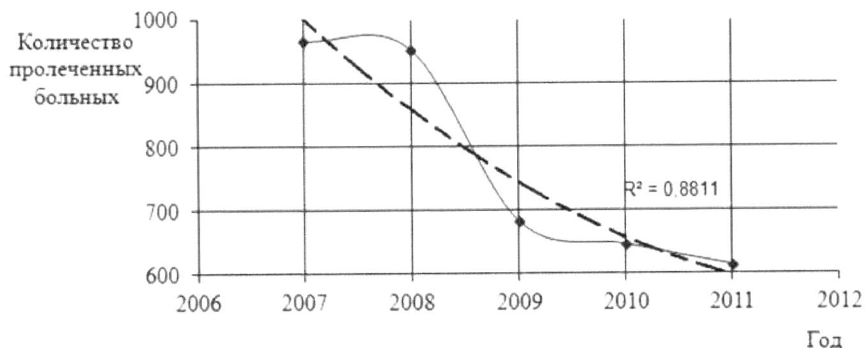

Рисунок 1.5.- Динамика больных, пролеченных в отделении за период с 2007 г. по 2012 г.

Как видно из рисунка 1.5. количество пролеченных больных за рассматриваемый период с 2007 по 2011 гг. уменьшилось.

На рисунке 1.6. приведены данные о динамике количества выполненных в отделении операций за период с 2007 г. по 2012 г.

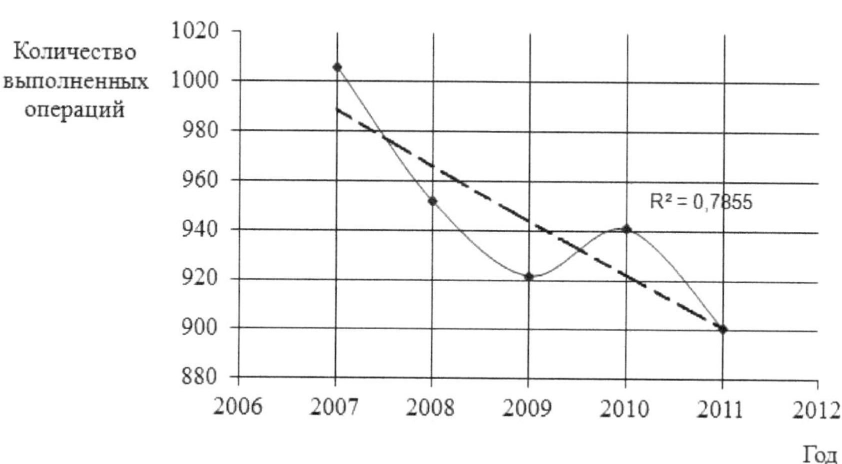

Рисунок 1.6.- Динамика количества выполненных операций за период с 2007 г. по 2012 г.

Рассчитанные параметры динамики показателей работы кардиохирургической операционной представлены в таблице 1.6.

Таблица 1.6..- Параметры динамики показателей работы кардиохирургической операционной

Показатель	Δ_i	K_i	T_P, %	$T_П$, %
Количество пролеченных больных	-351	0,64	63,63	-36,37
Количество выполненных операций	-105	0,90	89,56	-10,44

Количество пролеченных больных и количество выполненных операций за исследуемый период уменьшилось на 36,37 % и на 10,44 % соответственно. Вполне возможно, такая ситуация связана с уменьшением количества выделяемых квот для выполнения кардиохирургических операций.

1.5. База данных операций, выполненных в кардиохирургическом отделении

В кардиохирургическом отделении ГБУЗ АО «Первая городская клиническая больница имени Е.Е. Волосевич» ведется операционный журнал пациента в виде документа Excel.

С таблицами Excel удобно работать, если они содержат ограниченное количество строк. Таблицы БД могут включать в себя огромное количество записей, и при этом СУБД обеспечивает удобные способы извлечения из этого множества нужной информации.

Если все необходимые для работы данные хранить в электронных таблицах Excel, то по мере накопления информации можно просто запутаться в большом количестве файлов. Access позволяет хранить все данные в одном файле и осуществлять доступ к этим данным постранично, то есть не превышая ограничений на ресурсы памяти компьютера.

В Access возможно создание связей между таблицами, что позволяет совместно использовать данные из разных таблиц. При этом для пользователя они будут представляться одной таблицей.

Excel позволяет работать нескольким пользователям с одним документом, однако эти возможности очень ограничены. Access может поддерживать одновременную работу с БД 50 пользователей, при этом все пользователи гарантировано будут работать с актуальными данными.

Таким образом, СУБД Access применятся в тех случаях, когда прикладная задача требует хранения и обработки разнородной информации о большом количестве объектов и предполагает возможность многопользовательского режима, что является актуальным для ведения операционного журнала.

Использование разработанной БД предполагает снижение ошибок в процессе введения и обработки данных, сокращение времени на заполнение врачами необходимой информации, возможность обеспечения длительного и надежного хранения сведений о пациентах, прооперированных в отделении кардиохирургической операционной.

Разработка БД начинается с создания таблиц. Структура электронной таблицы, хранящей информацию о пациента, представлена в табл.5.13. Далее созданы электронные таблицы «Диагноз», «Операция», «Социальный статус», «Место жительства».

Свойство «Индексированное поле» определяет, является ли данное поле индексированным, и если является, то в каком режиме. Поле «Код» является ключевым.

Свойства поля «Диагноз» представлены на рис.1.7.

Сделать более простым ввод значений в поле позволяет операция подстановки. Используя эту операцию, можно выбирать значения поля из списка. Список значений может быть как фиксированным, так и содержаться в таблице или запросе. Для создания столбца подстановки для поля «Диагноз» в таблице «Операционный журнал». Объект «Столбец подстановки» будет использовать значения из требуемой таблицы. Это даст возможность при вводе данных в эту таблицу выбирать из списка диагнозов в таблице «Диагноз» (Рис.1.7.). Аналогично делается и для полей «Операция», «Социальный статус», «Место жительства».

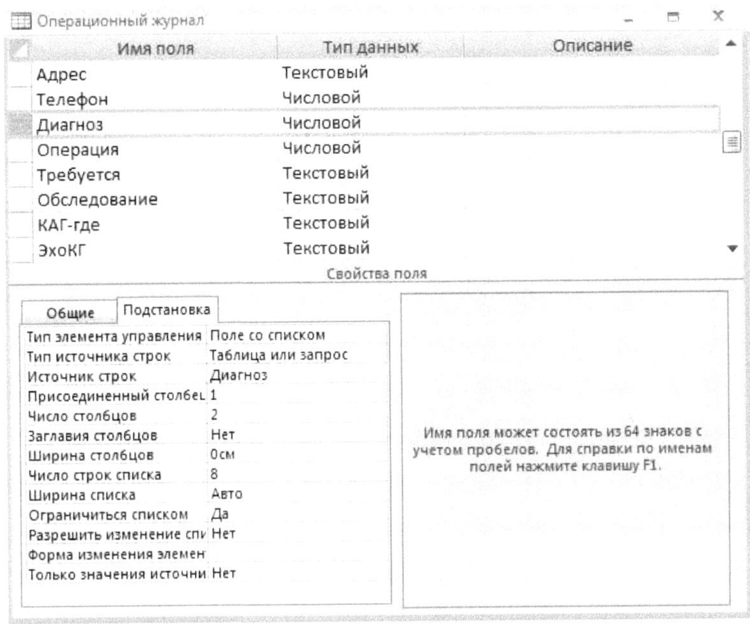

Рис. 1.7. Свойства поля «Диагноз»

Для сбора информации самым удобным средством является заполнение специально заготовленной формы - настраиваемые диалоговые окна, сохраняемые в БД в виде объектов специального типа. Формы позволяют организовать удобный и понятный интерфейс пользователя для работы с данными. Формы используются в приложении преимущественно для ввода и редактирования данных.

При открытии БД автоматически загружается «Главная кнопочная форма» для работы с данными (Рис. 1.8.).

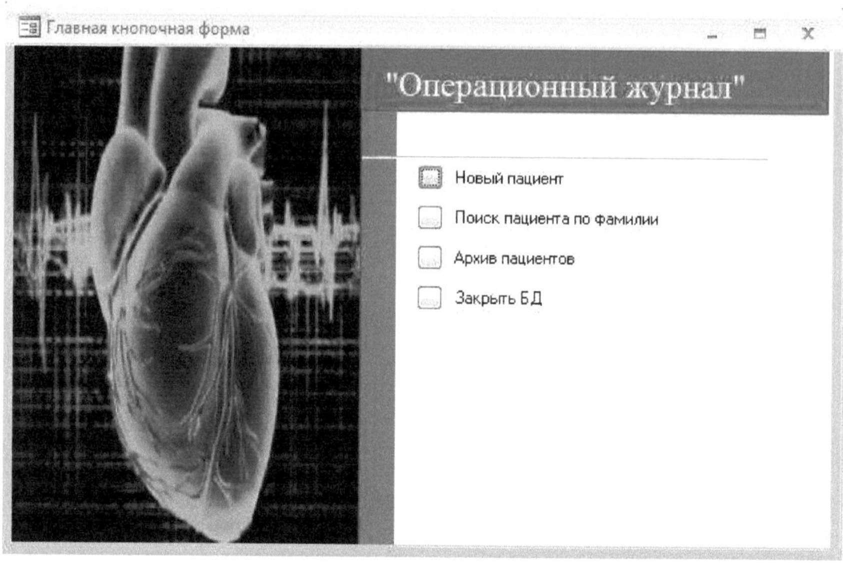

Рис. 1.8. Окно «Главная кнопочная форма»

В данной форме располагаются элементы управления, с помощью которых и осуществляется доступ к полям таблиц с данными. В показанном диалоговом окне элементами управления являются кнопки, при нажатии которых выполняются различные функции.

Кнопка «Новый пациент» вызывает диалоговое окно «Операционный журнал». Это позволяет заполнить указанную форму для нового пациента. При нажатии элемента «Поиск пациента по фамилии» появляется окно поиска пациента.

При введении фамилии, выдается таблица с данными интересующего пациента.

Элемент «Архив пациентов» предоставляет таблицу с данными всех пациентов, которые при необходимости можно изменить. Также на «Главной кнопочной форме» присутствует элемент «Закрыть БД», при нажатии которой БД закрывается.

Разработанный нами операционный журнал обеспечивает:

- удобный ввод и хранение данных;
- получение интересующей информации;
- выполнение поиска.

Разработанная БД удобна в использовании, так как не требует знания программных языков и специальных навыков при работе на ПК.

1.6. Экономическое обоснование целесообразности создания операционного журнала

В кардиохирургическом отделении ГБУЗ АО «Первая городская клиническая больница имени Е.Е. Волосевич» ведется операционный журнал пациента в виде документа Excel. Это сопряжено со следующими недостатками:

- темпы разработки табличных программ значительно снижаются за счёт того, что разработчику приходится работать на уровне ячеек. Это означает, что даже простейшие изменения в программе требуют редактирования множества ячеек, содержащих копии одних и тех же формул;

- пользователь, имеющий доступ к таблице, может случайно или намеренно внести в неё изменения, которые могут нарушить работу программы;

- недостаток контроля за исправлениями повышает риск ошибок, возникающих из-за невозможности отследить, протестировать и изолировать изменения. Сложно выяснить какие изменения, кем и когда были внесены в программу.

Нами создан альтернативный вариант операционного журнала, который лишен указанных недостатков, и который был удачно апробирован в деятельности отделения.

Для определения трудоемкости разработки БД составляется перечень всех основных этапов работ, которые должны быть выполнены. Форма разделения работ по этапам с указанием трудоемкости их выполнения приведена в табл.1.7.

Таблица 5.14.

Распределение работ по этапам и видам и оценка их трудоемкости

Этап проведения	Вид работы на данном этапе	Трудоемкость выполнения, чел./ч.
Получение информации о предметной области	Сбор данных о предметной области	10
	Обработка данных	10
	Создание структуры БД	10
Разработка БД	Разработка алгоритма БД	10
	Написание БД	96
Описание БД	Подготовка руководств по работе с программой	5
Общие затраты на разработку и внедрение БД		141

Определение затрат на разработку программы производилось путем составления соответствующей сметы, которая включает следующие статьи:

- затраты на оплату труда;
- отчисления на внебюджетные фонды;
- амортизация основных фондов;
- затраты на расходный материал;
- расходы на связь;
- накладные расходы.

Затраты на оплату труда ($З_{ТР}$) определяли по формуле:

$$З_{ТР} = ЧС \cdot Т,$$

где ЧС - часовая ставка работника, руб.;

Т - время на разработку БД, ч.

Среднечасовая заработная плата разработчика рассчитывалась по формуле:

$$ЧС = \frac{ЗП}{ФРВ},$$

где $ЗП$ – среднемесячная заработная плата разработчика БД (в данном случае размер стипендии), руб.;

$ФРВ$ – среднемесячный фонд рабочего времени для женщин, работающих в районах Крайнего Севера и приравненных к ним местностях составляет в среднем 148,5 часов в месяц (при годовом балансе рабочего времени 1782,6 ч.).

$$ЧС = \frac{2400,0}{148,5} = 16,2$$ руб.

Общая сумма затрат на оплату труда с учётом районного коэффициента и северных надбавок ($З_{ТР}$), рассчитанная по формуле (1), будет равна:

$З_{ТР} = 16,2 \cdot 141,0 \cdot 1,7 = 3883,1$ руб.

Учитывая то, что в 2012 г. изменились ставки социального налога, в статью «Отчисления во внебюджетные фонды» включаются расходы в размере 31,19 % ($З_{СН}$) от заработной платы, в том числе:

- страховые взносы в Фонд социального страхования 2,9 %;

- пенсионный фонд 22,0 %;

- взносы в территориальный и федеральный фонды обязательного медицинского страхования 5,1 %;

- страхование от несчастных случаев 1,19 %.

$З_{ВФ} = 3883,1 \cdot 0,3119 = 1211,1$ руб.

Стоимость ноутбука «Asus Eee PC», которая составляет 16100 руб. учитывали пропорционально времени, затраченному на разработку программы:

$16100 / 1782,6 \cdot 141 = 1273,5$ руб.

К прочим затратам относятся:

- приобретение пакета «Microsoft Office 2007 Professional»;

- затраты на связь;

- накладные расходы (электроэнергия);

- затраты на инсталляцию и сопровождение.

На приобретение пакета «Microsoft Office 2007 Professional» было затрачено 14500 руб.

$$Пр = \frac{14500,0}{1782,6} \cdot 141 = 1146,9\, руб.$$

Затраты на связь включают в себя затраты на сотовую связь, в размере 100 руб., и расходы на Интернет в размере 350 руб. Итого сумма затрат составила 450 руб.

Накладные расходы (Н) принимаются в размере 5 % от заработной платы:

Н = $З_{ТР}$ · 0,05,

$Н$ = 3883,1 · 0,05 = 194,2 руб.

Для стабильной работы БД необходимо профессиональное обслуживание, техническая поддержка, а также обучение персонала работе с БД.

Обучение персонала не займет значительного количества времени, так как у сотрудников имеется опыт работы с аналогичными программными продуктами. Расходы на инсталляцию и сопровождение разработанной БД (С) принимаются в размере 10 % от заработной платы:

С = $З_{ТР}$ · 0,1,

С = 3883,1 · 0,1 = 388,3 руб.

Для вычисления затрат на разработку БД необходимо сложить все рассчитанные статьи расходов (Табл. 7.5.).

Таким образом, по результатам расчетов общие затраты на разработку операционного журнала составили 8547,1 руб.

Эффективность разработанной БД можно обосновать следующими аспектами:

- снижением ошибок в процессе введения и обработки данных;
- сокращение времени на заполнение врачами разработанной БД;

Таблица 1.8.

Вычисление общих затрат на разработку БД

Статьи затрат	Сумма, руб.
Затраты на оплату труда ($З_{ТР}$)	3883,1
Отчисления во внебюджетные фонды ($З_{ВФ}$)	1211,1
Амортизация основных фондов	254,7
Пакет «Microsoft Office 2007 Professional» (Пр)	1146,9
Затраты на связь	450
Накладные расходы (*Н*)	194,2
Затраты на инсталляцию (*С*)	388,3
Итого	8547,1

- возможность обеспечения длительного и надежного хранения сведений о пациентах, прооперированных в отделении кардиохирургической операционной;

- возможность осуществления статистической обработки сведений, хранящихся в разработанной БД.

Социальный эффект от внедрения данной БД обусловлен автоматизацией результатов выполненных операций в отделении кардиохирургической операционной. Достоинствами разработанной базы данных являются простота в эксплуатации и минимальные трудовые затраты на обслуживание, облегчает поиск необходимой информации. Разработанная БД не требует знаний специальных программных языков.

В ходе выполнения настоящего исследования нами был разработан операционный журнал кардиохирургического отделения, позволяющий сокращать время на заполнение врачами разработанной БД, обеспечивать длительное и надежное хранение сведений о пациентах, прооперированных в кардиохирургической операционной.

Были рассчитаны общие затраты на разработку и внедрение операционного журнала, которые составили 8547,1 руб.

1.7 Разработка электронной карты пациента

Для разработки программного продукта был выбран язык программирования «Java».

Язык программирования «Java» изначально появился как язык для создания небольших приложений для Интернета (апплетов), но со временем развился как универсальная платформа для создания программного обеспечения.

Язык программирования «Java» – объектно-ориентированный язык программирования, позволяющий создавать программы, которые могут исполняться на любой платформе без каких-либо доработок. Программа на «Java» транслируются в байт-код, выполняемый виртуальной машиной «Java» – программой, обрабатывающей байтовый код и передающей инструкции оборудованию как интерпретатор.

Достоинство подобного способа выполнения программ – в полной независимости байт-кода от операционной системы и оборудования, что позволяет выполнять «Java»-приложения на любом устройстве, для которого существует соответствующая виртуальная машина.

Другой важной особенностью технологии «Java» является гибкая система безопасности благодаря тому, что исполнение программы полностью контролируется виртуальной машиной. Любые операции, которые превышают установленные полномочия программы (например, попытка несанкционированного доступа к данным или соединение с другим компьютером) вызывает немедленное прерывание.

Практически все в «Java» реализовано в виде объектов – потоки выполнения и потоки данных, работа с сетью, работа с изображениями, с пользовательским интерфейсом и обработкой ошибок. Любое приложение на «Java» – это набор классов, описывающих новые типы объектов.

Исходный код любой программы на языке «Java» представляется обычными текстовыми файлами, которые могут быть созданы в любом текстовом редакторе или специализированном средстве разработки и имеют расширение .java. Эти файлы подаются на вход «Java»-компилятора, который транслирует их в специальный «Java» байт-код. Именно этот компактный и эффективный набор инструкций поддерживается виртуальной машиной и является неотъемлемой частью платформы «Java».

В «Java» разработан механизм автоматической сборки мусора. Сборщик мусора – это фоновый поток исполнения, который регулярно просматривает существующие объекты и удаляет уже не нужные. Это существенно упрощает разработку программ.

Язык программирования «Java» имеет ряд особенностей:

- расширенные возможности обработки исключительных ситуаций;
- автоматическое управление памятью;
- динамичность, легкость развития и добавления новых возможностей;
- богатый набор средств фильтрации ввода/вывода;
- унифицированный доступ к базам данных;
- поддержка шаблонов;
- параллельное выполнение программ.

Часто к недостаткам концепции виртуальной машины относят то, что исполнение байт-кода виртуальной машиной может снижать производительность программ и алгоритмов, реализованных на языке «Java». В последнее время был внесен ряд усовершенствований, которые несколько увеличили скорость выполнения программ на «Java».

5.2 Описание электронной карты пациента

В ходе выполнения настоящей работы была разработана электронная карта пациента, позволяющая автоматизировать работу врача по заполнению историй болезни пациентов. На рисунке 1.9 представлена общая структурная схема представления информации в электронной карте пациента.

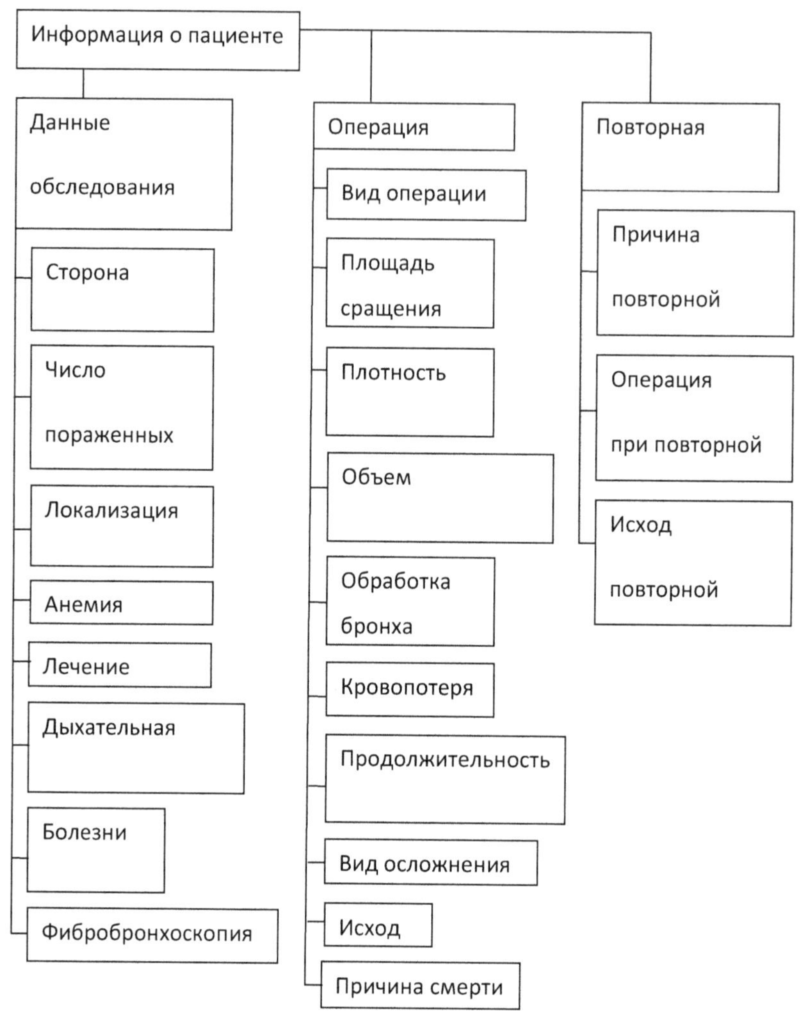

Рисунок 1.9 – Общая структура представления данных в электронной карте пациента

В электронную карту пациента были внесены сведения о пролеченных в торакальном отделении АОКБ пациентах.

Для регистрации новых данных в электронную карту пациента вводится базовая информация о пациенте: фамилия, имя, отчество пациента, его возраст, пол, также указывается год, когда проводилась операция, и номер в истории болезни.

Электронная карта пациента содержит 3 вкладки:

- «Данные обследования при поступлении»;

- «Операция»;

- «Повторная госпитализация».

Вкладка «Данные обследования при поступлении» содержит информацию, регистрируемую врачом при госпитализации больного в областную больницу. На данном этапе вводится информация о стороне поражения легкого, числе пораженных сегментов, локализации абсцесса в легком, о наличии сопутствующих болезней легких, степени анемии, степени дыхательной недостаточности, лечении, проводившемся до операци .

Во вкладке «Операция» вводится информация о виде оперативного вмешательства, площади и плотности сращения плевральной полости, объеме полости эмпиемы, способе обработки бронха, также заносятся данные о продолжительности операции в минутах, объеме кровопотери во время операции и возникших послеоперационных осложнениях. В данной вкладке указывается исход лечения больного.

При наличии повторной госпитализации заполняется вкладка «Повторная госпитализация» (Рисунок 1.10), где указывается причина повторной госпитализации, оперативное вмешательство, проводимое при повторной госпитализации и исход повторной госпитализации.

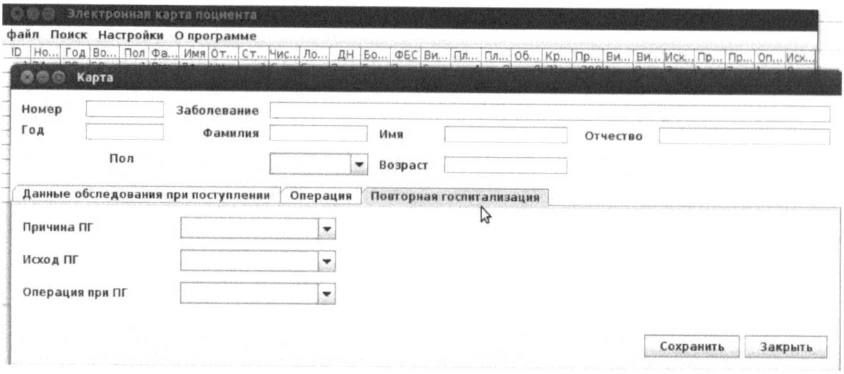

Рисунок 1.10 – Внешний вид диалогового окна «Повторная госпитализация»

При заполнении всех вкладок введенную информацию следует сохранить для дальнейшего использования.

Возможности и достоинства электронной карты пациента достаточны для того, чтобы практически отказаться от рукописных текстов в амбулаторной карте, при развитии данной системы заполнения данных о пациенте амбулаторные карты, заполняемые вручную, возможно будет заменить компьютерными распечатками.

Разработанная электронная карта пациента позволяет обеспечить:

- безопасное хранение медицинских данных о пациенте;

- удобное и наглядное предоставление информации о пациенте;

- свободную манипуляцию с информацией.

Электронная карта пациента позволяет быстро и удобно вносить информацию о пациенте, безопасно и удобно хранить медицинские данные, позволяет быстро находить нужную информацию о пациенте, предоставляет возможность наглядно просматривать медицинские данные по пациенту:

- вид заболевания;

- данные о пациенте при его поступлении на лечение;
- информация о проведенных операциях;
- информация о повторных госпитализациях.

Удобство, мобильность и удобный интерфейс разработанной электронной карты пациента позволяет автоматизировать работу отделения, оптимально использовать рабочее время, позволяет легко ориентироваться в программе.

В данной главе было представлено подробное описание разработанной электронной карты пациента, определены достоинства использования данной программы.

Разработанная программа предназначена для решения следующих задач:

- автоматизация работы отделения;
- удобное и мобильное представление информации о пациентах;
- безопасное и удобное хранение медицинских данных;
- возможность наглядно просматривать медицинские данные о пациенте;
- ведение электронной картотеки пациента;
- обеспечение поиска информации;
- создание баз данных пациентов;
- оптимальное использование рабочего времени.

Разработка программных средств требует определенных интеллектуальных и трудовых затрат, а также обязательного использования компьютерной техники, что определяет особенности расчета себестоимости программного продукта.

Общее время на создание программы складывается из различных компонентов. Структура общего времени на создание программного продукта представлена в таблице 1.9.

Таблица 1.9 – Структура общего времени на создание программного продукта

№ этапа	Обозначение времени данного этапа	Содержание этапа
1	$Т_{по}$	Подготовка описания задачи
2	$Т_{о}$	Описание задачи
3	$Т_{а}$	Разработка алгоритма
4	$Т_{бс}$	Разработка блок-схемы алгоритма
5	$Т_{н}$	Написание программы на языке
6	$Т_{п}$	Набивка текста программы
7	$Т_{от}$	Отладка и тестирование программы
8	$Т_{д}$	Оформление документации, инструкции пользователю, пояснительной записки

Время рассчитывается в человеко-часах, причем $Т_{по}$ берется по фактически отработанному времени, а время остальных этапов определяется по условному числу команд Q.

Условное число команд Q определили по формуле:

Q=qC,

где q — коэффициент, учитывающий условное число команд в зависимости от типа задачи;

С — коэффициент, учитывающий новизну и сложность программы.

Значение коэффициента q представлено в таблице 1.10.

Таблица 19 – Значения коэффициента q в зависимости от типа задачи

Тип задачи	Пределы изменений коэффициента
Задачи учета	1400-1500
Задачи оперативного управления	1500-1700
Задачи планирования	3000-3500
Многовариантные задачи	4500-5000
Комплексные задачи	5000-5500

В нашем случае коэффициент q приняли равным 1450.

Программные продукты по степени новизны могут быть отнесены к одной из 4 групп:

- группа А — разработка принципиально новых задач;

- группа Б — разработка оригинальных программ;

- группа В — разработка программ с использованием типовых решений.

- группа Г — разовая типовая задача.

В нашем случае степень новизны программы была отнесена к группе В.

По степени сложности программные продукты могут быть отнесены к одной из 3 групп:

- 1 — алгоритмы оптимизации и моделирования систем;

- 2 — задачи учета, отчетности и статистики;

- 3 — стандартные алгоритмы.

В нашем случае задача была отнесена ко 2 группе сложности.

Коэффициент C определяется из таблицы 20 на пересечении групп сложности и степени новизны.

Таблица 20 – Значения коэффициента C по сложности и степени новизны программы

Язык программирования	Группа сложности	Степень новизны			
		А	Б	В	Г
высокого уровня	1	1,38	1,26	1,15	0,69
	2	1,30	1,19	1,08	0,65
	3	1,20	1,10	1,00	0,60
низкого уровня	1	1,58	1,45	1,32	0,79
	2	1,49	1,37	1,24	0,74
	3	1,38	1,26	1,15	0,69

Для данной задачи коэффициент C равен 1,08.

Исходя из формулы (1), определили условное число команд Q:

$Q = 1450 \cdot 1{,}08 = 1566$.

Затем определили время, затраченное на каждый этап создания программного продукта.

$T_{по}$ (время на подготовку описания задачи), берется по факту и составляет 40 чел/ч.

$T_о$ (время на описание задачи) определили по формуле:

$$T_0 = \frac{QB}{50K},$$

где B — коэффициент учета изменений задачи, коэффициент B в зависимости от сложности задачи и числа изменений выбирается в интервале от 1,2 до 1,5 (B приняли равным 1,4);

K — коэффициент, учитывающий квалификацию программиста.

Значение коэффициента К было выбрано из таблицы 21.

Таблица 21 – Значения коэффициента К в зависимости от квалификации программиста

Стаж программиста	Значение коэффициента К	Стаж программиста	Значение коэффициента К
до 2 лет	0,8	от 5 до 10 лет	1,2 — 1,3
от 2 до 3 лет	1,0	свыше 10 лет	1,3 — 1,5
от 3 до 5 лет	1,1 — 1,2	-	-

В данном случае коэффициент К приняли равным 0,8.

Применяя формулу (2), рассчитали время на описание задачи:

$$T_0 = \frac{1566 \cdot 1{,}4}{50 \cdot 0{,}8} = 54{,}8 \text{ чел/ч.}$$

$T_а$ (время на разработку алгоритма) рассчитали по формуле:

$$T_a = \frac{Q}{50K} \quad .$$

(3)Применяя формулу (3), подсчитали время на разработку алгоритма:

$$T_a = \frac{1566}{50 \cdot 0{,}8} = 39{,}2 \text{ чел/ч.}$$

$T_{бс}$ (время на разработку блок-схемы) определили аналогично $T_а$ по формуле (3) и составляет 39,2 чел/ч.

$T_н$ (время написания программы на языке программирования) определили по формуле:

$$T_H = \frac{1,5Q}{50K}$$.

(4)Применяя формулу (4), нами было подсчитано время написания программы на языке программирования:

$$T_H = \frac{1,5 \cdot 1566}{50 \cdot 0,8} = 58,7 \text{ чел/ч.}$$

$T_п$ (время набивки программы) определили по формуле:

$$T_П = \frac{Q}{50}$$.

(5)Применяя формулу (5), было подсчитано время набивки программы:

$$T_П = \frac{1566}{50} = 31,3 \text{ чел/ч.}$$

$T_{от}$ (время отладки и тестирования программы) определили по формуле:

$$T_{от} = \frac{4,2Q}{50K}$$.

(6) $$T_{от} = \frac{4,2 \cdot 1566}{50 \cdot 0,8} = 164,4 \text{ чел/ч.}$$

Общее время на создание программного продукта было определено следующим образом:

$T=T_{по}+T_о+T_а+T_{бс}+T_н+T_п+T_{от}+T_{д.}$

(7

T = 40+54,8+39,2+39,2+58,7+31,3+164,4+40 = 467,6 чел/ч.

Кроме того, было определено время на создание программы, которое требовало использования ПК:

$T_{сум}=T_п+T_{от}+T_д$, (8)

$T_{сум}$= 31,3+164,4+40 = 235,7 чел/ч.

7.2 Расчет затрат на разработку компьютерной программы

Основная заработная плата определялась по формуле:

$$ЗП_{осн} = \frac{З_1 K_T T}{Ч_p t_{р.д.}} \cdot 1{,}7,$$

где $З_1$ — месячная зарплата 1-го разряда (принимается равной 3100 руб.);

$К_т$ — тарифный коэффициент, соответствующий разряду тарифной сетки по которому работает исполнитель;

Т — общее время на создание программного продукта, чел/ч;

$Ч_р$ — число рабочих дней в месяц (принимается равным 21);

$t_{р.\,д.}$ — продолжительность рабочего дня в часах (принимается равным 8 ч);

1,7 – коэффициент, учитывающий районный коэффициент и северные надбавки.

Таким образом, была определена основная заработная плата исполнителя работ по созданию программного продукта:

$$ЗП_{осн} = \frac{3100 \cdot 467{,}6}{21 \cdot 8} \cdot 1{,}7 = 14668{,}17 \text{ руб.}$$

Дополнительная заработная плата берется в размере 15 % от основной.

$ЗП_{доп}$ = 14668,17·15 %= 2200,23 руб.

Далее была рассчитана общая заработная плата:

$ЗП_{общ}=ЗП_{осн}+ЗП_{доп}$. (10

$ЗП_{общ}$ = 14668,17+2200,23= 16868,40 руб.

Затем было определено значение единого социального налога, который начисляется на заработную плату и составляет 31,19 %:

$ЕСН=ЗП_{общ}\cdot 31{,}19$ % ,

(11)

ЕСН =16868,40·31,19 % = 5261,25 руб.

В затраты на эксплуатацию ПК входит стоимость оборудования, использовавшегося для создания программного продукта (Таблица 1.13).

Таблица 1.13 – Состав применяемого оборудования

Наименование	Цена приобретения, руб.
Ноутбук «Lenovo G570»	26590
MicrosoftOffice 2007 ProfessionalRus	14173
Пакет лицензионной среды программирования "Java"	30000
Итого	70763

Расходы на содержание и эксплуатацию одной ПК ($P_{с.э.}$) составили 70763 руб.

Далее нами была определена себестоимость одного машинного часа работы ЭВМ:

$$C_{мч} = \frac{P_{с.э.}}{\Phi_{эф}},$$

где $\Phi_{эф}$ – эффективный годовой фонд времени работы ПК в часах (принимается равным 2016 ч);

$$C_{мч} = \frac{70763}{2016} = 35{,}10 \text{ руб.}$$

Зная себестоимость одного машинного часа работы ПК и время на создание программного продукта, которое требовало использования ПК, были определены расходы на содержание и эксплуатацию ПК, относящихся к данному программному продукту:

$Р_{с.эп}$=$С_{мч}Т_{сум}$, (13)

$Р_{с.эп}$ = 35,10·235,7 = 8273,07 руб.

В себестоимость программного продукта входят следующие элементы:

– основная заработная плата исполнителя работ по созданию программного продукта;

– дополнительная заработная плата исполнителя работ по созданию программного продукта;

– начисления на заработную плату (единый социальный налог):

– расходы на содержание и эксплуатацию ПК, относящихся к данному программному продукту.

Таким образом, была определена себестоимость программного продукта:

$С_{п.п}$.=$ЗП_{осн}$+$ЗП_{доп}$+$Н_{зп}$+$Р_{сэп}$. (14)

$С_{п.п}$. = 14668,17+2200,23+5261,25+8273,07= 30402,72 руб.

Структура себестоимости программного продукта отражена в таблице 1.14.

Таблица 1.14. – Структура себестоимости программного продукта

Элементы себестоимости	Сумма, руб.	Доля в общей сумме себестоимости, %
Основная зарплата исполнителя	14668,17	48,25
Дополнительная зарплата исполнителя	2200,23	7,24
Начисления на зарплату	5261,25	17,31
Расходы на содержание и эксплуатацию ПК	8273,07	27,21
Итого	30402,72	100

Таким образом, затраты на разработку электронной карты пациента составили 30402,72 руб.

1.8. Автоматизированный программный комплекс «Электронная карта оценки качества медицинской помощи и экспертизы временной нетрудоспособности»

Перечисленные этапы оценки КМП выполняются традиционным способом заполнения документации. Это, несомненно, требует значительных временных и трудовых затрат, кроме того, приводит к существенному увеличению необходимых для архивного хранения данных.

Учитывая данные обстоятельства, нами был разработан АПК «Электронная карта оценки КМП и ЭВН». Разработка указанной программы осуществлялась с использованием языка программирования Delphi.

Начальным шагом проектирования информационной системы является построение инфологической модели предметной области. Предварительная инфологическая модель строится еще на предпроектной стадии и затем уточняется на более поздних стадиях проектирования.

Для разработки БД АПК «Электронная карта оценки КМП и ЭВН» использовалась реляционная SQL (Structured Query Language) – совместимая СУБД Access 2003 (компания Microsoft).

Структура таблиц БД АПК «Электронная карта оценки КМП и ЭВН» представлена в Приложении В.

Структура АПК «Электронная карта оценки КМП и ЭВН»

На рис. 1.11. представлена структура АПК «Электронная карта оценки КМП и ЭВН». АПК «Электронная карта оценки КМП и ЭВН» включает в себя пять блоков:

– Медицинская карта;

– Оценка КМП;

– Запрос;

– Справочники;

– Печать.

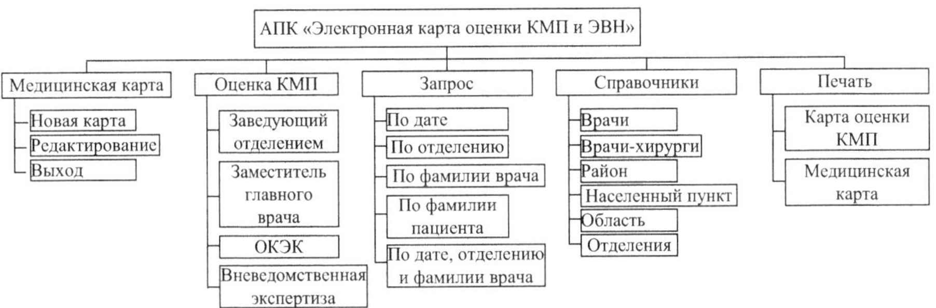

ОКЭК – общебольничная клинико-экспертная комиссия

Рис. 1.11. Структура АПК «Электронная карта оценки КМП и ЭВН»

Каждый из перечисленных блоков предназначен для выполнения определенных функций.

– Медицинская карта – включает в себя 3 подсистемы:

а) Новая карта – заполнение титульного листа медицинской карты пациента;

б) Редактирование – изменение или внесение дополнений в медицинскую карту пациента;

в) Выход – выход из программы.

– Оценка КМП – включает в себя 4 этапа оценки УКЛ:

а) Заведующий отделением;

б) Заместитель главного врача;

в) Общебольничная клинико-экспертная комиссия;

г) Вневедомственная экспертиза.

– Запрос – включает в себя 5 подсистем, позволяющих определить интегральный показатель УКЛ:

а) по дате;

б) по отделению;

в) по фамилии врача;

г) по фамилии пациента

д) по дате, отделению и фамилии врача – предназначена для формирования отчетов по КМП за месяц с возможностью вывода на печать.

– Справочники – содержит 6 подсистем, предназначенных для заполнения медицинской карты с использованием выпадающих списков:

а) раздел «Врачи» – содержит перечень фамилий лечащих врачей;

б) раздел «Врачи-хирурги» – перечень фамилии врачей-хирургов;

в) раздел «Район» –название района, в котором проживает пациент;

г) раздел «Населенный пункт» – название населенного пункта, в котором проживает пациент;

д) раздел «Область» – название области;

е) раздел «Отделения» – название отделений, входящих в структуру ЛПУ.

– Печать – содержит 2 подсистемы:

а) Карта оценки КМП – предназначена для вывода на печать титульного листа медицинской карты;

б) Медицинская карта – предназначена для вывода на печать заполненной карты оценки КМП и ЭВН.

Запуск АПК «Электронная карта оценки КМП и ЭВН» осуществляется двойным щелчком левой кнопки «мыши» по ярлыку . После запуска на экране появится главное окно - меню программы (Рис.39.), состоящее из вкладок пяти подсистем: Медицинская карта, Оценка КМП, Запрос, Справочники и Печать (Рис.1.13).

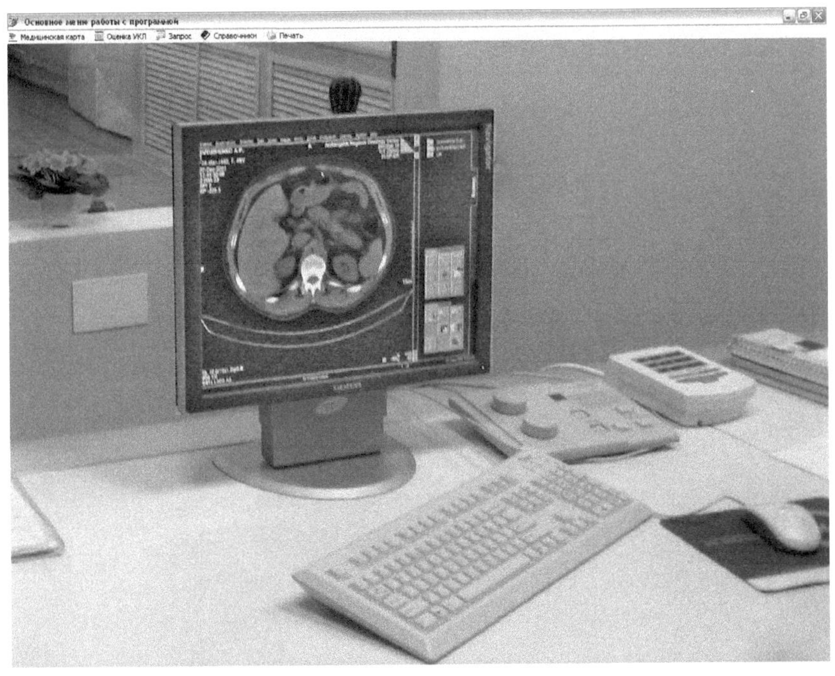

Рис. 1.13. Главное меню АПК «Электронная карта оценки КМП и ЭВН»

В пункте меню Медицинская карта/Новая карта (Рис. 7.13.) можно заполнить медицинскую карту пациента, которая содержит информацию о нем, например, такую как ФИО пациента, адрес места проживания, дату поступления в больнице и дату выписки, отделение, в которое поступил пациент и т.д. По окончании заполнения всех пунктов медицинской карты необходимо сохранить введенную информацию, которая автоматически добавляется в БД. При любых непредвиденных действиях пользователя (например, в случае закрытия окна заполнения медицинской карты) внесенные данные автоматически сохраняются в БД, при этом существует возможность редактирования медицинской карты по выбору пункта меню Медицинская карта/Редактировать.

Рис. 1.13. Диалоговое окно заполнения медицинской карты пациента

Электронная карта оценки КМП включает в себя все те же тематические блоки и пункты, представленные в экспертной карте оценки КМП и ЭВН

Выбор уровня экспертизы оценки качества осуществляется с помощью вкладки в пункте меню «Оценка КМП», после чего появляется окно запроса номера медицинской карты, введение которого позволяет просмотреть нужную медицинскую карту и провести оценку УКЛ.

По каждому тематическому блоку эксперт оценивает УКЛ, отмечая соответствующую данному пункту опцию (Рис. 1.14.).

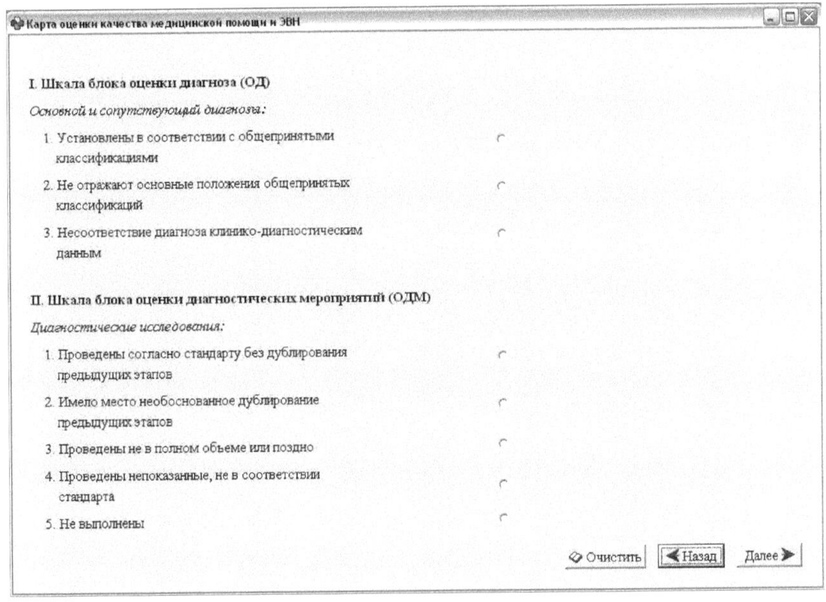

Рис. 1.14. Диалоговое окно экспертной оценки КМП

Кнопки «Назад» и «Далее» предназначены для перемещения на предыдущий и следующий этапы оценки КМП. Кнопка «Очистить» выполняет функцию отмены выделенных опций.

Интегральный показатель УКЛ определяется как среднее арифметическое балльное значение по всем оцениваемым блокам, расчет производится автоматически по нажатию клавиши «Расчет УКЛ» (Рис. 7.14.).

Переход от одного блока оценки УКЛ к другому осуществляется нажатием клавиши «Далее». Информация об оценках УКЛ сохраняется в БД.

Пункт меню «Запрос» позволяет просмотреть значения рассчитанного интегрального показателя УКЛ для отдельного пациента, а также позволяет просмотреть качество деятельности врачей-ординаторов и заведующих отделению и вывести интегральный показатель КМП по всему отделению.

Пункт меню «Справочники» создан с целью ускорения процесса заполнения медицинской карты пациента, что позволяет заносить фамилии лечащих врачей, врачей-хирургов, а также наименования отделения, района, населенного пункта используя выпадающие списки.

Программа позволяет автоматически вносить фамилию заведующего отделением при выборе названия отделения.

Для удобства работы с диалоговым окном, используются следующие кнопки:

– «Добавить» – позволяет сохранить введенные значения в БД и автоматически формирует поле для новой записи;

– «Сохранить» – сохраняет введенные значения в БД и осуществляет выход из диалогового окна;

– «Отмена» – осуществляет выход из диалогового окна не сохраняя при этом введенные данные.

Пункт меню «Печать» предназначено для вывода на принтер заполненной медицинской карты и «Карты оценки КМП и ЭВН» с проставленными оценками.

Выход из АПК осуществляется через меню Медицинская карта/Выход или стандартным закрытием окна программы.

Интерфейс разработанного АПК «Электронная карта оценки КМП и ЭВН» прост в понимании и удобен для работы пользователя.

1.9.Экономическое обоснование необходимости разработки АПК «Электронная карта оценки качества медицинской помощи»

Совершенствование информационных технологий является приоритетным направлением в национальном проекте «Здоровье», поскольку ЗО с каждым годом становится «компьютерно-зависимым». Задача информатизации – сосредоточить свою работу на двух объектах: пациент и врач. В работе врача значительное время отводится рутинной работе, связанной с обработкой и статистическим обобщением различных форм отчётности, поэтому для него должны быть созданы все условия, которые сократят временные затраты на работу, не связанную непосредственно с лечебной деятельностью.

Себестоимость АПК «Электронная карта оценки КМП и ЭВН» складывается из следующих расходов:

– стоимость приобретения лицензированного программного обеспечения, необходимого для разработки АПК (MS Office, Borland Delphi 7, Fast Report) – 42270 руб.

– трудовые затраты на разработку АПК из расчёта размера зпрплаты инженераза один месяц -9000 руб.

– затраты на амортизацию (Формула 4) ПК, на котором производилась разработка программы – 1665 руб.

– накладные расходы, связанные с затратами на электроэнергию и прочие коммунальные платежи – 503,25 руб.

Расчет амортизационных отчислений произведён линейным методом, принятым в бюджетном учёте.

Норматив амортизационных отчислений определяется по формуле:

$$N_a = \frac{1}{T} \cdot 100\% = \frac{1}{3} \cdot 100\% = 33,3\%$$

где N_a – норма амортизации;

Т – нормативный срок службы.

Сумма амортизации определяется по формуле:

$$A_o = \frac{СтоимостьПК \cdot N_a}{100} = \frac{15000 \cdot 33,3}{100} = 4995 \text{ руб.},$$

где A_o – величина амортизационных отчислений в год.

Сумма амортизационных отчислений за 4 месяца составит 1665 руб.

Суммируя рассчитанные выше значения, получаем, что себестоимость разработанного АПК «Электронная карта оценки КМП и ЭВН» будет равна 52838 руб.

Расчет стоимостного эквивалента высвобожденного рабочего времени при использовании АПК «Электронная карта оценки КМП и ЭВН»:

Исходные данные для выполнения расчёта:

– количество пролеченных больных в год: 12000 человек в год;

– количество поликлинических посещений в консультативной поликлинике: 65000 человек в год;

– время, затрачиваемое на расчет УКЛ одной медицинской карты: 2 минуты;

– средняя заработная плата заведующего отделением и заведующей поликлиникой составляет 12000 руб.;

– средняя заработная плата заместителя главного врача по лечебной работе составляет 14000 руб.;

– количество отделений в стационаре – 12;

– расчёт нагрузки производится по пятидневной рабочей неделе при восьмичасовом рабочем дне;

– заведующий отделением оценивает 50% медицинских карт от общего числа;

– заведующий поликлиникой оценивает 30% медицинских карт от общего числа;

– заместитель главного врача оценивает 10% медицинских карт от общего числа (табл.1.15.).

Представленные в табл. 24. данные показывают, что использование разработанного нами АПК для сведения показателей УКЛ и составления выходных форм отчётности позволит сэкономить в год 1103 часа, что эквивалентно 0,75 врачебной ставки.

В исследовании приведён стоимостной эквивалент рабочего времени врачебного персонала, непосредственно занятого заполнением и статистической обработкой отчётов, он составляет 335150 руб. в год.

Данные расчёты не предполагают сокращения врачебного персонала, а лишь позволяют оценить, во сколько обходится выполнение рутинной работы высококлассными специалистами одной из ведущих клиник Архангельской области.

В случае приобретения учреждением ЗО АПК «Электронная карта оценки КМП и ЭВН» стоимостью 52838 руб., затраты будут отнесены на статью «Нематериальные активы». Учитывая, что срок для начисления амортизационных расходов для программных продуктов составляет 5 лет, себестоимость лечения одного больного при этом повысится на 0,14 руб.

Таким образом, разработанный АПК «Электронная карта оценки КМП и ЭВН» позволяет автоматизировать все этапы оценки КМП, включая обработку карт оценки КМП и экспертизы временной нетрудоспособности, а также расчет интегрального показателя УКЛ. Кроме того, использование данной программы для оценки УКЛ позволит:

– формировать БД, в которой будут храниться рассчитанные показатели УКЛ;

– сократить временные и трудовые затраты на заполнение медицинских карт пациентов и оценку УКЛ;

– сократить объемы необходимой для архивного хранения информации.

Таблица 1.15. Расчет эффективности при использовании программы «Электронная карта оценки КМП и ЭВН»

	Уровень экспертизы	Число оцениваемых медицинских карт в год, шт., (%)	Время, затрачиваемое на расчет УКЛ для одной медицинской карты, мин.	Общее количество времени, затрачиваемое на расчет УКЛ, ч./г.	Дополнительное количество времени, затрачиваемое для расчета УКЛ по отделению, ч./мес.	Дополнительное количество времени, затрачиваемое для расчета УКЛ по отделениям, ч./г.	Общее количество времени для расчета УКЛ, ч./г.	Стоимость 1 ч рабочего времени, руб.	Общая стоимость сэкономленного времени, руб.
Стационар	Заведующий отделением	6000 (50%)	2	200	1	144	344	300	103200
	Заместитель главного врача	600 (10%)	2	20	–	–	20	350	7000
	Итого по стационару	–	–	–	–	–	–	–	110200
Поликлиника	Заведующая поликлиникой	19500 (30%)	2	650	2	24	674	300	202200

	Заместитель главного врача	1950 (10%)	2	65	–	–	65	350	22750
	Итого по поликлинике	–	–	–	–	–	–	–	224950
	Итого	–	–	–	–	–	–	–	335150

1.10. Разработка автоматизированной системы учета технического состояния медицинского оборудования

В настоящее время в лечебно-профилактических учреждениях г. Архангельска существует проблема учета технического состояния медицинского оборудования. В некоторых больницах специалистами инженерной службы ведутся журналы технического обслуживания, но заполняются они несвоевременно, находятся на хранении в течение некоторого периода времени, по истечении которого подлежат уничтожению (т.е. при необходимости невозможно проследить историю неисправностей конкретного аппарата).

С точки зрения надежности медицинской техники информация о неисправностях аппарата является очень важной для инженера, поскольку при возникновении новой неисправности он может просмотреть предыдущие записи и, тем самым, более точно определиться с текущим состоянием аппарата. На наш взгляд, анализ истории неисправностей конкретного аппарата позволяет в дальнейшем эксплуатировать его более рационально.

Для устранения подобных проблем нами предпринята попытка разработки электронного журнала технического обслуживания, в котором существует возможность хранить информацию об аппаратах всех отделений лечебно-профилактического учреждения.

Структурная схема представления данных в автоматизированной системе «Журнал технического обслуживания» приведена на рис. 1.15.

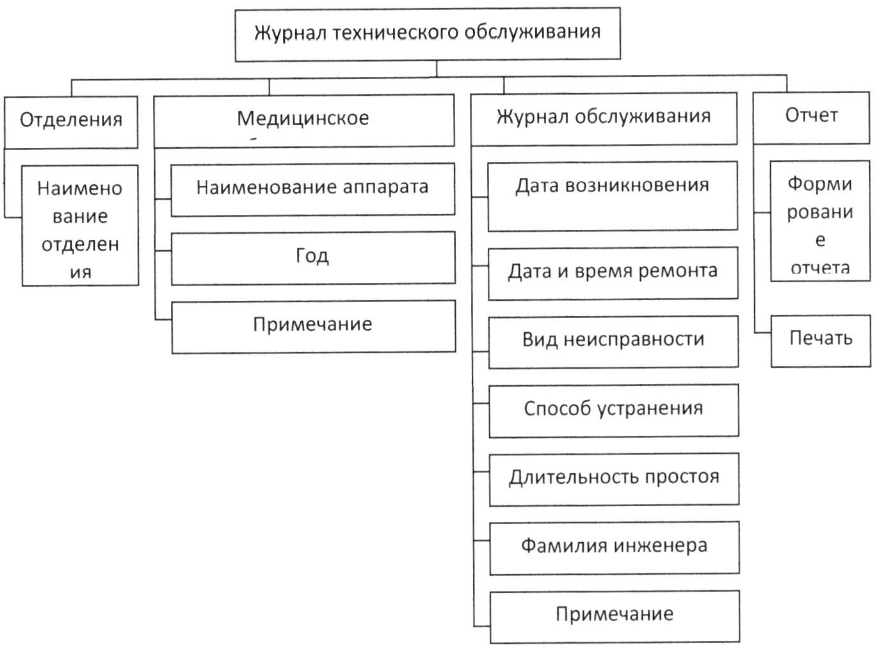

Рис.1.15. Структурная схема представления данных в автоматизированной системе «Журнал технического обслуживания»

В главном окне электронного журнала технического обслуживания можно выделить 3 части.

В первой части приведен список отделений, имеющихся в лечебно-профилактическом учреждении, с возможностью его редактирования, т. е. удаления имеющихся и добавления новых отделений. Этот список имеет неограниченное число позиций, что позволяет не изменять код программы при расширении лечебно-профилактического учреждения. Внешний вид окна «Отделения» приведен на рис.1.16.

Отделения

	Наименование отделения
4	Неврологическое отделение
5	Отделение анестезиологии, реанимации и интенсивной терапии
6	Рентгеновское отделение
7	Терапевтическое
8	Травматолого-ортопедическое отделение
9	УЗИ
10	Хирургическое
11	Эндоскопическое

Рис.1.16. Внешний вид окна «Отделения»

Во второй части главного окна представлено все медицинское оборудование, находящееся в выбранном отделении. Помимо наименования аппарата существуют поля «год» и «примечание», в которых можно указать год выпуска аппарата и его какие-либо особенности (например, списание аппарата). В данном окне также существует возможность добавления и удаления записей. Внешний вид окна « Медицинское оборудование» приведен на рис.1.17.

Медицинское оборудование УЗИ

	Наименование аппарата	Год	Примечание
1	Система диагностическая ультразвуковая Toshiba SSA 550A «Nemio»	2004	
2	Система диагностическая ультразвуковая Toshiba SSA 660A «Xsario»	2005	
3	Сканер ультразвуковой Aloka SSA-550A	1994	
4	Сканер ультразвуковой Aloka SSD-5500	2004	
5	Ультразвуковой диагностический цифровой сканер SA-X8 Sonoas Pico (портативный)	2007	
6	Ультразвуковой цифровой сканер GE Medical Systems VOLUSON E8	2005	

Рис. 1.17 Внешний вид окна « Медицинское оборудование»

В третьей части главного окна представлен журнал технического обслуживания. В данном окне может быть осуществлен ввод информации о дате возникновения неисправности, о её виде и способе устранения, а также присутствует возможность указания длительности временного простоя аппарата и фамилии инженера, принявшего меры по устранению обнаруженной неисправности. Внешний вид окна «Журнал обслуживания» приведен на рис.1.18.

Журнал обслуживания Сканер ультразвуковой Aloka SSA-550A

	Дата возн. неиспр.	Дата и время ремонта	Вид неисправности	Способ устранения	Длительность простоя	Фамилия инженера	Примечание
1	2011-02-01	2011-03-01	не включается	осмотр инженером	17	Петров	не исправен кабель питания
2	2011-05-23	2011-05-24	не работает датчик	вызов инженера	15	Иванов	замена датчика
3	2011-11-05	2011-11-05	плохое изображение	настройка монитора	2	Иванов	сбиты настройки изображения
4	2012-01-11	2012-01-11	не включается	осмотр инженером	2	Петров	неисправен тумблер включения
5	2012-03-22	2012-03-22	сильный шум	осмотр инженером	5	Иванов	замена конденсатора

Рис.1.18. Внешний вид окна «Журнал обслуживания»

Также в данной автоматизированной системе учета технического состояния оборудования предусмотрена возможность формирования отчета. При нажатии на кнопку «ОТЧЕТ» открывается новое окно программы, в котором необходимо выбрать требуемый период времени для конкретного аппарата, после чего при нажатии на кнопку «ФОРМИРОВАТЬ» будет сформирована таблица неисправностей, которую можно распечатать, нажав кнопку «ПЕЧАТЬ». Внешний вид окна «Формирование отчета» приведен на рис. 1.19.

Формирование отчёта

12.04.2012 | 13.05.2012 | ФОРМИРОВАТЬ | ПЕЧАТЬ | ЗАКРЫТЬ

ЖУРНАЛ ОБСЛУЖИВАНИЯ СКАНЕР УЛЬТРАЗВУКОВОЙ ALOKA SSA-550A

Дата неиспр.	Дата рем.	Вид неисправности	Способ устранения	Простой	Ремонтник
2011-02-01	2011-03-01	не включается	осмотр инженером	17	Петров
2011-05-23	2011-05-24	не работает датчик	вызов инженера	15	Иванов
2011-11-05	2011-11-05	плохое изображение	настройка монитора	2	Иванов
2012-01-11	2012-01-11	не включается	осмотр инженером	2	Петров
2012-03-22	2012-03-22	сильный шум	осмотр инженером	5	Иванов

ВСЕГО ЗАПИСЕЙ: 5. ДЛИТЕЛЬНОСТЬ ПРОСТОЯ: 41 часов.

Рис. 47. Внешний вид окна «Формирование отчета»

Таким образом, электронный журнал технического обслуживания лечебно-профилактического учреждения позволяет хранить информацию о неисправностях медицинской аппаратуры за неограниченный период времени, и адекватно реагировать на возникновение неисправностей.

1.11. Расчет себестоимости автоматизированной системы учета технического состояния медицинского оборудования

В себестоимость автоматизированной системы входят следующие элементы:

– основная ЗП исполнителя работ по созданию автоматизированной системы;

– дополнительная ЗП исполнителя работ по созданию автоматизированной системы;

– начисления на ЗП (единый социальный налог);

– расходы на содержание и эксплуатацию ЭВМ, относящихся к данной автоматизированной системе.

Таким образом, себестоимость автоматизированной системы определили по формуле (1):

$$С_{п.п.} = ЗП_{осн} + ЗП_{доп} + Н_{зп} + Р_{с.эп}$$

$$С_{п.п.} = 13883{,}94+2082{,}59+4979{,}96+2873{,}16 = 23819{,}65 \text{ руб.}$$

Структура себестоимости автоматизированной системы отражена в табл. 1.16.

Таким образом, цена разработанной автоматизированной системы с учетом всех затрат составила 23819,65 руб.

Таблица 1.16

Структура себестоимости автоматизированной системы

Элементы себестоимости	Сумма, руб.	Доля в общей сумме себестоимости, %
Основная ЗП исполнителя	13883,94	58,29
Дополнительная ЗП исполнителя	2082,59	8,74
Начисления на ЗП	4979,96	20,91
Расходы на содержание и эксплуатацию ЭВМ	2873,16	12,06
Итого	23819,65	100

1.12.Затраты и потери лечебно-профилактического учреждения при отказе технической системы

При отказе технической системы возникают негативные явления, которые приводят к дополнительным затратам и появлению различного рода потерь.

Основной экономический показатель надежности в данном случае – среднее значение затрат и потерь (в денежном выражении) лечебно-профилактического учреждения при одном отказе технической системы ($З_{по}$). Эта величина оценивается как математическое ожидание затрат и потерь при одном отказе за определенный период эксплуатации или наработки.

Производный от нее экономический показатель надежности, представляющий собой суммарную величину затрат и потерь лечебно-профилактического учреждения при отказах технической системы за заданные наработку или интервал времени, определяется по формуле (2):

$$З_{П\sum} = \sum_{i=1}^{K} З_{ПОi} = KЗ_{ПО},$$

где $З_{П\sum}$ – суммарная величина затрат и потерь лечебно-профилактического учреждения при отказах технической системы;

$З_{ПОi}$ – величина затрат и потерь лечебно-профилактического учреждения при i-м отказе технической системы;

К – общее число отказов на данном интервале.

В технико-экономических расчетах применяется удельная величина затрат и потерь лечебно-профилактического учреждения при отказе технической системы, также представляющая собой экономический показатель надежности, определяемый по формуле (3):

$$З_{ПУ} = \frac{З_{ПО}}{X},$$

где $З_{ПУ}$ – удельные затраты и потери лечебно-профилактического учреждения при отказе технической системы;

X – математическое ожидание (среднее значение) фактора, по отношению к которому оценивается экономический показатель надежности.

Таким образом, если медицинский аппарат находится в неисправном состоянии, то отсутствует возможность проведения требуемого количества обследований. При этом увеличивается количество койко-дней, и, следовательно, уменьшается оборот койки, что приводит к снижению количества обследованных больных за определенный интервал времени. Если же обследование пациента требуется провести немедленно и существует возможность его проведения в другом лечебно-профилактическом учреждении, то потребуются дополнительные расходы на транспортировку пациента.

Если же в конкретном лечебно-профилактическом учреждении услуги оказываются на платной основе, то при простое оборудования оно будет терять прибыль. Например, при неисправности РКТ лечебно-профилактическое учреждение будет недополучать прибыль в размере 2350 рублей/человек, а при простое РДК – от 330 рублей/человек в зависимости от исследуемой области.

Таким образом, можно сделать вывод о том, что возникающие неисправности медицинского оборудования приводят к его простаиванию, вследствие чего лечебно-профилактическое учреждение несет различные убытки.

СПИСОК ИСПОЛЬЗОВАННЫХ ИСТОЧНИКОВ

1. Аравин О.И. Применение искусственных нейронных сетей для анализа патологий в кровеносных сосудах / О.И. Аравин // Российский журнал биомеханики. – 2011. – № 3. – С. 45–51.
2. Архангельский А.Я. Delphi 2006 / А.Я. Архангельский. – М.: Бином, 2006. – 391с.
3. Артюхов И.П. и соавт. Оценка целей реформирования отрасли здравоохранения с позиции теории систем.- //Материалы научн.-практ. Конф.-Новосибирск.- 2010.-С.34-40ю
4. Афонин П.Н. Применение искусственных нейронных сетей для прогнозирования нарушений жизнедеятельности больных гематогенным остеомиелитом позвоночника / П.Н. Афонин, Д.Н. Афонин // Вестник новых медицинских технологий. – 2007. – № 3. – С. 42–44.
5. Ахутин В. М. Биотехнические системы / В. М. Ахутин, В. Н. Новосельцев. – М.: Новосибирск, 2010. – 345 с.

- Бантыш Б.Б. Построение математической модели для постановки диагноза при гиперплазии эндометрия/ Б.Б. Бантыш, В.Л. Токарев //Вестник новых медицинских технологий. - 2011. - Т. 18, № 4. - С. 8-9.Беляков В.К. // Нац. Проекты.- 2008.-№6.-С.62-65.
- Бобровский С.И. Delphi 7 / С.И. Бобровский. – СПб.: Питер, 2004. – 489с.

Багновская Н.М. Здоровье отдельного человека — социально значимый фактор здоровья нации. Здоровье как ресурс.— Нижний Новгород: Изд-во НИСОЦ, 2010.— С. 25-28.

Барский, А.Б. Медицинские информационные системы / А.Б. Барский // Информационные технологии. – 2010. – №1. - С. 25 - 27.

- Богославский С.Н. Область применения искусственных нейронных сетей и перспективы их развития / С.Н. Богославский // Научный журнал КубГАУ. – 2007. – № 27. – С. 20–27.
- Богомолов С.Д. Применение искусственных нейронных сетей для прогнозирования в хирургии / С.Д. Богомолов, С.В. Киселев // Медикум. – 2003. – № 1. – С. 54–56.
- Брумштейн Ю.М. Анализ возможных подходов к оценке уровней оснащенности медоборудованием стационарных медучреждений/ Ю.М. Брумштейн, Д.А. Захаров, Ю.Ю. Аксенова //Известия Волгоградского государственного технического университета. - 2010. - N 11 (71). Серия: Актуальные проблемы управления, вычислительной техники и информатики в технических системах. - Вып. 9. - С. 85-88.
- Бушуева Л.И. Использование концепции организационных инноваций для управления процессом внедрения систем информационно-аналитического обеспечения маркетинговой деятельности. - Маркетинг в России и за рубежом. - 2009. - №1 (69). - С. 48.
- Будко А.А. От "скорбного листа" до электронной истории болезни/ А.А. Будко Д.А. Журавлев, В.М. Саблин // III Съезд Конфедерации историков медицины (международный): крат, содерж. докл.: в 2 т. - М, 2009. - Т. 2. - С. 606-607. С 94.
- Введенская Е.С. Паллиативная помощь - инновационное направление отечественного здравоохранения/ Е.С. Введенская //Медицинский альманах. - 2012. - № 4. - С. 18-21.
- Виленский П.Л., Лившиц В.Н., Смоляк С.А. Оценка эффективности инвестиционных проектов. Теория и практика. М.: Дело, 3-е изд., 2008.
- Воронин Г.В. Нейросетевые технологии и вопросы идентификации в медицинских исследованиях / Г.В. Воронин, Е.М. Пальцева // Вестник новых медицинских технологий. – 2009. – № 1. – С. 32–34.

• Вялков А.И. Подходы к измерению и инструментарий оценки потенциала научно-инновационной деятельности/ А.И. Вялков //Здравоохранение Рос. Федерации. - 2013. - № 1. - С. 8-11.

• Гасников В.К. Методологические и информационно-аналитические проблемы управления здоровьем и здравоохранением. - Ижевск. 2011.- 374с.

• Георгиевская А.А. Современная телемедицина : эволюция понятия и практики/ А.А. Георгиевская //Управление здравоохранением. - 2011. - № 2. - С. 21-38.

• Гулиев Я.И. Оценка экономической эффективности использования информационных технологий в медицине: мировой опыт / Я.И. Гулиев // Проблемы прогнозирования. - 2009. - № 6. - С. 86-94.

• Гусев А.В., Романов Ф.А., Дуданов М.П. Перспективы рынка комплексных медицинских информационных систем//Врач и информ. технол.-2006.-№5.-С.32-43.

• Джамай Е.В. Рынок информационных продуктов и услуг: учебное пособие. М.: Изд-во МАИ, 2008.

• Дмитриев Г.А. Нейросетевая система диагностики внутричерепных новообразований / Г.А. Дмитриев, А.В. Кирсанова // Программные продукты и системы. – 2009. – № 3. – С. 42–45.

• Дудин М.Н. Вопросы инновационного реформирования современного здравоохранения : развитие врачебной практики в России/ М.Н. Дудин //Главврач. - 2012. - № 11. - С. 14-17.Дьяченко В.Г. Система контроля качества медицинской помощи / В.Г. Дьяченко Н.А. Капитоленко, Н.А. Пудовкина // Медицинское страхование. - 1996. – №1 – 2. – С. 47 – 51.

• Егорова И.А. Определение значимости инноваций в области медицины/ И.А. Егорова, В.П. Коровкин, П.С. Турзин //Менеджер здравоохранения. - 2012. - № 4. - С. 12-19.

Информационная система национальной диспансеризации как механизм формирования стимулов заботы граждан о своем здоровье

Петров С.В., Кочорова Л.В., Лиокумович Б.И., Радиевский Я.Л. Менеджер здравоохранения. 2008. № 7. С. 36-39.

Квасов С.Е., Лазарев В.Н., Эделева А.Н., Захарова О.В.Комплексный подход к модернизации муниципального здравоохранения //Главврач.-2011.-№5.-С.41-45.

Концепция развития системы здравоохранения в Российской Федерации до 2020 года.— URL: http://www.nrma.ru/ Reform/zdr_conception_2020.shtml.

Кучеренко В.З. Риск-менеджмент — актуальная проблема современного здравоохранения // Общественное здоровье: правовые, экономические и организационные аспекты модернизации здравоохранения. Матер. Между-нар. научно-практич. конф.— Новосибирск,2010— С. 369-374.

- Жариков О. Г. Экспертные системы в медицине / О. Г. Жариков // Медицинские новости. – 2011. – №10. – С. 16-20.
- Жарко В. И. Расцвет медицинской науки / В. И. Жарко // Медицинские вести. – 2010. – №9. – С. 2-4.
- Захаров В.И. Медицинские компьютерные системы / В.И Захаров//PC Week/RE. – 2009. - №34. – С5 - 16.
- Зингерман Б. Национальный стандарт "Электронная история болезни"/ Б. Зингерман, Н. Шкловский-Корди // PC Week Doctor / Информационные технологии в медицине. – 2008. - №2. – С. 2.
- Кайдалов А. Информатизация медицины: проблемы и решения / А. Кайдалов // PC Week Doctor / Информационные технологии в медицине. - 2008. - № 2. - С. 9-11.
- Кривенко Н. В. Использование маркетинговых информационно-аналитических систем в учреждениях здравоохранения / Н.В. Кривенко, М.И. Мильштейн Н.Л. Кузнецова // Экономика здравоохранения. - 2011. - № 3-4. - С. 23-28.

- Коробейников О.Н., Трифилова А.А., Коршунов И.А. // Менеджмент в России и за рубежом.-2000.-№3.-С.12-19.
- Корольков В.Е. // Бизнес: Экономика. Маркетин. Менеджмент – 2008.-Вып.2.-С.45.
- Кучеренко В.З. Применение методов статистического анализа для изучения общественного здоровья и здравоохранения: учебное пособие / В.З. Кучеренко – М.: ГЭОТАР-Медиа, 2011. – 256 с.
- Литвин А.А. Возможности прогнозирования осложненного лечения острого панкреатита / А.А. Литвин, О.Г. Жариков // Новые технологии в медицине. – 2007. – № 1. – С. 77–79.
- Лопина В.Н. О нейросетевом подходе поддержки принятия решений амбулаторно-поликлиническими службами / В.Н. Лопина, И.Е. Прилуцкая // Вестник новых медицинских технологий. – 2006. – № 2. – С. 160–161.
- Мнения врачей о разработках и внедрениях отечественных инновационных технологий в здравоохранении/ А.Ф. Апухтин [и др.] //Социология медицины. - 2010. - № 2. - С. 28-30.
- Надежность технических систем и техногенный риск . В 2 ч. Ч. 1. Основы теории. / А. Б. Корчагин, В. С. Сердюк, А. И. Бокарев. – Омск: Изд-во ОмГТУ, 2011. – 228 с.
- Новиков А.С. Нейросетевой анализ сигналов собственных интегративных электромагнитных полей биологических объектов / А.С. Новиков // Вестник новых медицинских технологий. – 2007. – № 1. – С. 35–39.
- Общие требования электробезопасности больниц [Электронный ресурс]: Режим доступа: http://www.v380.ru. – Загл. с экрана.

Одинцов В.А. Телемедицинские технологии как способ оптимизации организации медицинской помощи больным с эндокринной патологией в крупной области СЗФО РФ// Автореф… дисс..док. мед. наук, 45с.-2010.

- Павловский Ю. В. Современные медицинские технологии, их роль и возможности внедрения / Ю. В. Павловский // Проблемы соц. гигиены, здравоохранения и истории медицины. - 1999. – № 2. – С. 31–32.
- Пахарьков Г.Н. О медико-техническом оснащении службы скорой медицинской помощи/ Г.Н. Пахарьков //Информационно-управляющие системы. - 2008. - № 5 (36). - С. 45-53.Перхов В.И. // Менеджер здравоохранения. – 2010. - №3. – С. 26-35.

Пахарьков Г.Н. О медико-техническом оснащении службы скорой медицинской помощи/ Г.Н. Пахарьков, М.Х. Хаймур //Информационно-управляющие системы. - 2008. - № 5 (36). - С. 45-53.

• Переведенцев О.В. Новые технологии оказания медицинской помощи : m-Healt/ О.В. Переведенцев //Здравоохранение. - 2012. - № 8. - С. 56-62.

• Пособие по проектированию учреждений здравоохранения [Электронный ресурс]: Режим доступа: http://dwg.ru/dnl/1207. – Загл. с экрана.

• Половко, А. М. Основы теории надежности / А. М. Половко, С. В. Гуров. – СПб.: БХВ-Петербург, 2006. – 704 с.

• Провалов В.С. Информационные технологии управления: учебное пособие. М.: Флинта: МПСИ, 2008.-278с.

Пасовец Ю.М. Демографический потенциал современной России в региональном измерении/ Ю.М. Пасовец //Социологические исследования. - 2011. - № 12. - С. 60-68.

Рогалев К.К. Роль областной больницы в организации оказания специализированной и высокотехнологичной медицинской помощи в крупной области СЗФО РФ (на примере Архангельской областной клинической больницы)…Автореф… дисс..док. мед. наук, 47с.-2009.

- Сыстерова А.А. Внедрение инноваций в здравоохранении/ А.А. Сыстерова, Е.Г. Тоцкая //Проблемы соц. гигиены, здравоохранения и истории медицины. - 2012. - № 5. - С. 17-18.

- Свиридова Т.Б. Сущность инновационных механизмов управления ресурсами здравоохранения/ Т.Б. Свиридова //Экономика здравоохранения. - 2011. - № 11/12. - С. 5-13.
- Силикова В.В.// Менеджмент в России и за рубежом.- 2010.-№1.-С.68-73. Скрипкин К.Г. Экономическая эффективность информационных систем. М.: ДМК Пресс, 2002 .
- Суятинов С.И. Методика автоматизированного принятия решений об оперировании больных / С.И. Суятинов, А.В. Ланцберг // Вестник Саратовского государственного технического университета. – 2009. – № 4. – С. 106–111.

Топорков, А. А. Критерии и методы оценки надежности изделий медицинской техники / А. А. Топорков // Медицинская техника. – 2008. – №1. – С. 12-19.

- Шифрин М.А. Проблемы разработки и внедрения информационных систем в здравоохранении и ОМС / М.А. Шифрин, Е.Е. Калинина. – Красноярск, 2000. – 115с.
- Шкловский-Корди Н.Е. Электронная история болезни / Н.Е. Шкловский-Корди Б.В. Зингерман // Клин. медицина. - 2009. - № 2 . - С. 70-73.
- Фуфаев Д. Э. Разработка и эксплуатация удаленных баз данных / Д. Э. Фуфаев. – М.: Академия, 2006. – 101с.
- Хайкин С. Нейронные сети: полный курс / С. Хайкин. – М.: Издательский дом «Вильямс», 2006. – 1104 с.: ил.
- Экономическое обоснование инновационной деятельности многопрофильных больниц/ О.Б. Веретенникова [и др.] //Экономика здравоохранения. - 2008. - № 7. - С. 20-23.Элауэй Р. Руководство АМЕЕ № 32: Электронное обучение в медицинском образовании. Ч. 1. Обучение, преподавание и оценка знаний / Р. Элауэй, К. Мастерс // Медицинское образование и профессиональное развитие. - 2011. - № 4. - С. 13-28.
- Элауэй Р. Руководство АМЕЕ № 32: Электронное обучение в

медицинском образовании. Ч. 2. Проблемно-ориентированное обучение, преподавание и оценка знаний / Р. Элауэй, К. Мастерс // Медицинское образование и профессиональное развитие. - 2012. - № 1. - С. 91-111.

- Элауэй Р. Руководство АМЕЕ № 32: Электронное обучение в медицинском образовании. Часть 3: технология, менеджмент, дизайн / Р. Элауэй, К. Мастерс // Медицинское образование и профессиональное развитие. - 2012. - № 2. - С. 21-56.
- Электронная история болезни // Менеджер здравоохранения. - 2008. - № 4 . - С. 25-28.
- Girosi F., Meili R., Scovill R. Extrapolating evidence of health information technology, savings and costs. - Santa Monica, Calif: RAND Corporation, 2005.
- Ellingsen G., Monteiro E. Big is beautiful. Electronic patent records in Norway 1980-2000 // Methods of information in Medicine. - 2003. Vol. 42.
- Namekawa, K. Real-time blood flow imaging system utilizing autocorrelation techniques / K. Namekava // Ultrasound:82 / Ed. R.A. Lerski. New York: Pantazi S., Kushniruk A., Moehr J., The usability axiom of medical information system// Int.J.Med.Inform.-2005.-№75.-(12).-P.829-839.
- Reubeen D.B., Tinetti M.E.,// N.Engl.J.Med.2012.-Vol.366.-P.777-779.

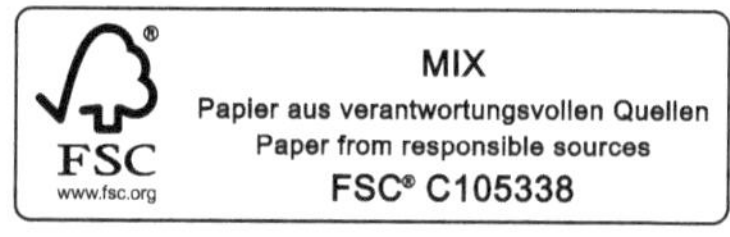

Printed by Books on Demand GmbH, Norderstedt / Germany